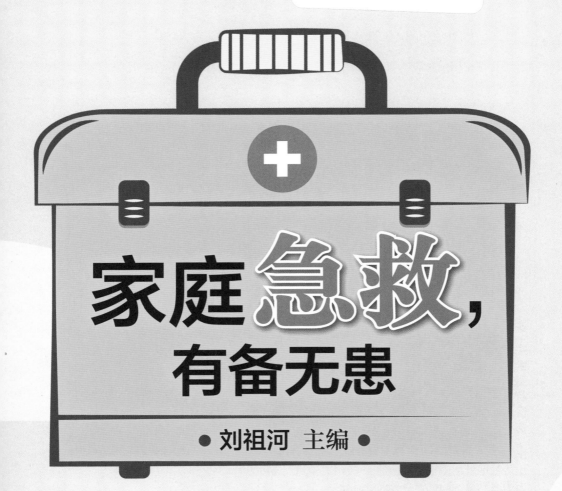

家庭急救，
有备无患

● 刘祖河　主编 ●

江苏凤凰科学技术出版社 · 南京

图书在版编目（CIP）数据

家庭急救，有备无患 / 刘祖河主编 . — 南京：江苏凤凰科学
技术出版社 , 2024.2
　ISBN 978-7-5713-3797-1

Ⅰ . ①家… Ⅱ . ①刘… Ⅲ . ①急救 – 基本知识 Ⅳ . ① R459.7

中国国家版本馆 CIP 数据核字（2023）第 189491 号

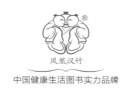

中国健康生活图书实力品牌

家庭急救，有备无患

主　　　编	刘祖河
全 书 设 计	汉　竹
责 任 编 辑	刘玉锋　黄翠香
特 邀 编 辑	蒋静丽　石　秀　黄少泉
责 任 校 对	仲　敏
责 任 监 制	刘文洋

出 版 发 行	江苏凤凰科学技术出版社
出版社地址	南京市湖南路 1 号 A 楼，邮编：210009
出版社网址	http://www.pspress.cn
印　　　刷	苏州工业园区美柯乐制版印务有限责任公司

开　　　本	720 mm×1 000 mm　1/16
印　　　张	14
字　　　数	280 000
版　　　次	2024 年 2 月第 1 版
印　　　次	2024 年 2 月第 1 次印刷

标 准 书 号	ISBN 978-7-5713-3797-1
定　　　价	42.00 元

图书如有印装质量问题，可向我社印务部调换。

导读

癫痫发作，往嘴里塞东西科学吗？

孩子发热，可以用酒精进行物理退热吗？

处理烧伤、烫伤，抹牙膏的方法可不可取？

日常生活中，人们难免会突发疾病或者遭遇意外，大多数没有经过专业训练的人在面对这些突发事件时，往往表现得不知所措，手忙脚乱，有些人甚至会采用一些错误的急救方法，从而使事态变得更加严重。其实，只要掌握一些基本的急救常识和应急措施，在危机时刻保持冷静，为自己或他人争取足够的时间，就可能转危为安。

通过阅读本书，衷心地希望大家都能够意识到储备家用医药包的重要性，在突发自然灾害时学习一些逃生技巧，掌握海姆立克急救法等一系列的医疗与急救常识，提升在突发事件和疾病面前的应变能力，以达到自救互救的目的。另外，本书对于大家容易陷入的一些急救误区给予纠正，掌握科学合理的急救方法，才能更好地保护自己和家人。

八大常见急救误区，别让救人变害人

误区 1 ❌ 鱼刺卡喉，很多人想着喝醋或者吞咽食物缓解

　　鱼类肉质鲜美，营养价值丰富，但是由于有鱼刺，在食用时会有些麻烦，一不小心，就可能出现鱼刺卡喉甚至是刺入食道的情况。此时不少人会采用一些民间土方法来自行解决，比如，喝醋、吃馒头等，这些方法不但不靠谱，而且存在着诸多的安全隐患。

　　理论上，鱼刺的成分是钙，醋酸能与钙发生反应形成醋酸钙，从而溶解、软化鱼刺，鱼刺自然能从卡住部位顺利脱落。但是食用醋的醋酸含量很少，约有5%，鱼刺不是喝一点醋就能溶解的。而且鱼刺和醋酸需要一定时间才能发生反应，喝醋时，醋只能和鱼刺短暂接触，根本起不到实质性的效果。如果喝太多醋，又会灼伤人的食管黏膜，尤其孩子的食道比较脆弱，更容易因此受伤。

　　如果用馒头、米饭、菜团等食物来推动鱼刺脱落，可能会将喉咙处的鱼刺推向食道，而食道有三个狭窄处，每个狭窄处都会阻碍异物的进一步推进。如果鱼刺被推动到了主动脉弓与食道壁交界处，反而更难取出，而且还可能会扎伤食道，产生疼痛感；如果刺破食道，还会诱发炎症，导致食道穿孔，甚至感染化脓。

误区 2 ❌ 流鼻血，为了止鼻血而仰头或抬头

　　流鼻血时，很多人都会仰头或抬头。这其实是不正确的做法。因为这样会使血液流进胃中，对胃造成刺激，还有可能将鼻血误吸入呼吸道里，造成呛咳，引发呼吸困难。除此之外，用卫生纸塞住鼻孔也不合理。卫生纸被血浸透后可能会破损掉渣，同样有呛咳的风险，尤其是对孩子来说。

　　正确的做法有两种。一种是按压止血，让出血者身体前倾，用拇指和食指向下捏住鼻翼，把鼻翼的位置压向鼻中隔，压迫作用可以让血液凝结，持续10~15分钟。另一种是冷敷，用凉水拍额头、颈部，或者用冷水蘸湿毛巾后湿敷，可以起到收缩血管，缓解出血的作用。

误区 3 ❌ 关节扭伤，立即热敷

遇到关节扭伤、骨折或者脱位的情况时，不要立即给予热敷。因为热敷会使血流加快，导致周围软组织肿胀，使神经受压，进而加剧疼痛。关节扭伤后的 48 小时以内为急性期，这期间需要采取紧急处理方法，冷敷就是重要的紧急处理方法。过了急性期，就要改用其他治疗和康复方法。

冷敷可用毛巾包裹冰袋，敷在受伤部位的皮肤表面，防止局部组织过度肿胀，还能减轻疼痛感。冷敷要注意时间间隔，每次不要超过 20 分钟，每次相隔 1 小时以上，如此循环反复。过了关节扭伤的急性期之后，就要停止冷敷，改为热敷，热敷可以在康复期间长期使用，每次热敷 10 分钟左右。

误区 4 ❌ 癫痫发作，往患者嘴里塞东西或强行撬开嘴

在看到癫痫患者发作时，大多数人会往患者嘴里塞一些东西，以防癫痫患者咬到舌头。但其实此种做法反而会伤害到患者，因为向患者嘴里塞东西可能会导致患者窒息，引发严重的后果，而患者病情发作时咬伤舌头的情况却不多见。

正确的做法是帮助患者解开衣领、腰带，以保持呼吸通畅；在患者的关节部位垫上衣物，防止患者擦伤；搬离患者周围的椅子等物品，防止磕碰伤；不要强压患者的身体，以免患者发生骨折和脱臼。

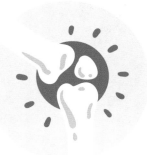
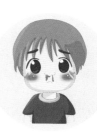
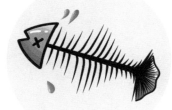

误区 5 ✕ 尖锐物品割伤、刺伤，直接贴创可贴处理

创可贴是一种常见的外用药，能够起到压迫止血以及保护创面的作用，还能够预防感染，促进伤口的愈合。而且创可贴的体积小，便于携带，生活实用性强。

当然并不是所有伤口都能用创可贴，如小而深的伤口、已经感染或化脓的伤口、动物抓咬伤、伴表皮剥脱的烧伤、伴较多渗出的表皮擦伤，以及疖子、痈等，都不能使用创可贴，需要根据伤口情况去正规医院紧急处理，以免造成严重危害。

只有当伤口长度不超过创可贴宽度，伤口深度在 3 毫米以内，出血少且是新鲜的非感染性伤口时，才能使用创可贴，并且还要对伤口进行消毒。粘贴时不宜过紧，建议 6~8 小时更换 1 次。

误区 6 ✕ 异物卡喉，选择用手抠出异物

很多人在遇到异物卡喉时，第一反应是赶紧用手去抠，这种做法不可取。因为此时异物可能还在气道上方，没进入气道，如果用手去抠喉部反而会使异物进入气道，甚至推入更深的部位，那时只能靠手术取出了。

异物卡喉时，应采用海姆立克急救法：如果患者是成人，在患者肚脐往上 2 横指的位置，迅速挤压患者腹腔，使异物从喉咙排出；如果患者是孕妇，可冲击患者胸腔，使异物排出；如果患者是婴儿，可用双指挤压胸腔并拍击肩胛骨连线中间点，促使异物排出。

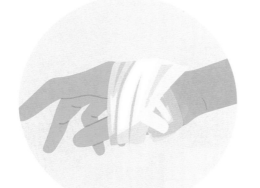
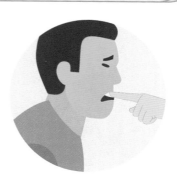

误区 7 ✕ 烫伤时用牙膏、蛋清、酱油涂抹伤处缓解疼痛

烫伤后在伤处涂抹牙膏、蛋清、酱油可能会加深创面，甚至使患处发生感染。牙膏、蛋清并不能改变血管的通透性，也不能保护伤口；相反，很容易使渗出液积聚，滋生细菌，从而引发感染。而酱油等有颜色的物质，不仅对创面起不到缓解作用，还会影响医生对创面深度的判断，甚至会导致创面感染，加大治疗难度，愈合后的疤痕也会更加明显。

正确的做法是第一时间脱离热源，并用流动的水持续冲洗伤处。最少15分钟，直至疼痛消失或减轻。此外，要注意避免挑破伤处的水疱，更不要擅自涂抹各种药膏和偏方。如果烫伤严重，粘连了衣服，不要强行脱衣，应尽快去医院处理。

误区 8 ✕ 冻伤时直接烤火

冻伤以后身体会发生血管收缩、血管痉挛，阻碍血液流通。用火烤以后，表面血管迅速扩张，而深层的血管仍处于痉挛状态，会导致局部组织缺氧，代谢产物不能及时排除，甚至导致冻疮加重，局部溃烂。

缓解局部冻伤最好的办法是用 40~42℃ 的温水浸泡冻伤处，促进局部血液循环，减轻冻伤的症状，平时注意防寒保暖，不要着凉。对于手脚、耳朵、鼻子等部位的冻伤，可以用手掌按摩或者用盐水轻轻摩擦，等皮肤变暖后再用热毛巾热敷局部，或用温水泡洗局部。

全身受冻伤，应该立即进屋，要注意室内温度不能过高，更不能在炉子旁边烤火。一般先解开患者衣服，用干毛巾摩擦全身，盖上棉被后继续按摩全身；等血液循环恢复、皮肤发红后，再转移到温暖的地方，然后小口喝热水逐渐缓解，并尽快送医院做进一步检查和治疗。

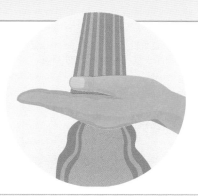
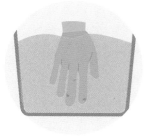

目录

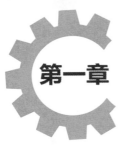

第一章 救护车到来之前，我们应该怎么做

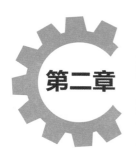

第二章 掌握急救方法，关键时刻能救命

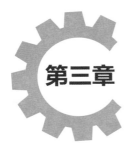

第三章 突发急症，抢救速度一定要快

第四章 老人急救，儿女必学的救护知识

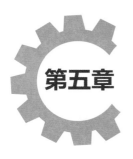

第五章 儿童急救，考验家长的关键时刻

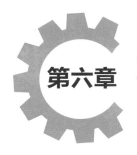

第六章 遭遇意外伤害，如何进行急救处理

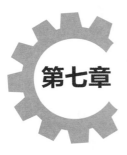

第七章 面对突发事故及灾难，学会逃生和自救

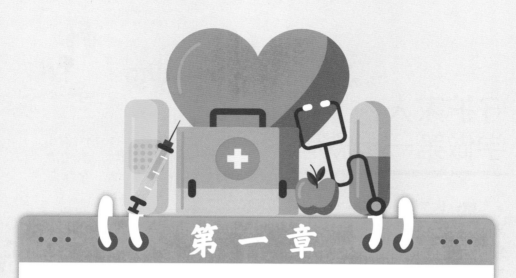

第一章

救护车到来之前，
我们应该怎么做

在医疗抢救中，猝死患者抢救的最佳时间是在发病后4分钟以内，严重创伤的伤员抢救的黄金时间是在受伤后30分钟内。这就意味着在发病的现场，时间是非常宝贵的。几分钟、几十分钟往往是抢救危重患者的重要时段，是救命的"黄金时段"，而救护车可能在这个时间段无法到来。如果救助者掌握了一定的急救知识和施救技巧，就可以为患者争取宝贵的时间。

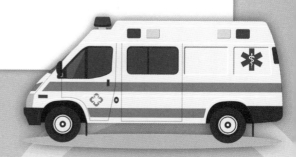

守护家人，学做第一抢救者

　　家，作为温暖的港湾，是身体和心灵休憩的地方。然而在家中，其实也暗藏了不少安全隐患。

在家有可能面临哪些安全隐患

　　为了自己和家人的安全，一定要事先了解我们在家中可能会面临的安全隐患，并且学会紧急情况的急救办法。除此之外，还需要定期完成家庭安全隐患的排查。

1 火灾

　　引发火灾的原因有很多，理论上，只要有可燃物就有引发火灾的可能。日常防火注意清理可燃物，隔离着火源，在源头上预防火灾的发生。平时一定要学习一些逃生的急救方法，以便在突发火灾时能够安全逃离。

2 急症发作

　　急性病一般包括心血管系统方面的突发疾病、脑血管急症、呼吸系统方面的急症等。常见的有脑卒中、心肌梗死等，多发于老年人。急症患者发病比较急，而且病情比较严重，需要做紧急处理。如果处理不及时，很有可能会导致脏器的严重损害，甚至死亡。

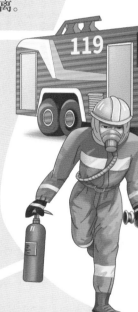

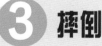

3 摔倒

　　老人摔倒尤为常见，而且后果可能会很严重。因此家中的地面应保持干燥，拖洗地面时应告诫家人，特别是老人和孩子，地板太滑不要来回走动，以免摔倒。

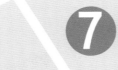

7 触电

不正确的布线、不规范用电，或者孩子乱摸电线和插座等都可能造成触电。因此正确布线，经常进行安全检查尤其重要。另外，还要避免孩子触摸插座和电气设施。

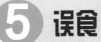

6 割伤

刀具、风扇，就连纸张都可能造成割伤。因此，应将所有尖锐的刀具和利器放到孩子接触不到的地方，平时使用完要注意及时收纳。

5 误食

孩子喜欢用手触摸或用嘴巴吃一些异物，某些异物中含有有害物质，会对孩子造成不可逆的伤害。因此家长一定要多关注家中的一些小物件，防止出现孩子误食的情况。

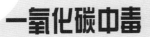

4 一氧化碳中毒

一氧化碳是燃烧不完全的产物，生活中几乎所有的物质燃烧不完全都会产生一氧化碳。例如：燃气热水器、燃气灶、煤炉、炭炉、柴火盆以及火灾等。预防一氧化碳中毒最好的方法是保持环境通风，不在密闭的空间内生火。燃气热水器一定要安装在通风良好的地方，并且一定要安装排烟管。有条件的话最好安装一个一氧化碳报警装置。

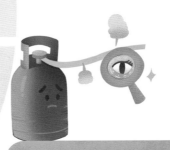

面对突发险情，作为家人身边亲近的"第一目击者"，学会并储备更多的家庭急救知识，才有可能成为"第一抢救者"，在危急时刻化险为夷，保护自己和家人的安全。

抢救家人的"黄金 4 分钟"

即使面对突发的心脏停搏，只要及时、迅速地做出抢救，还是有很大的机会把对方从"鬼门关"拉回来。而这样的抢救手法，就是"心肺复苏术"。心肺复苏术作为一种在全世界广泛普及的常用急救术，其急救的黄金时间只有短短的 4 分钟。尤其对于心搏骤停患者来说，"黄金 4 分钟"是重要的生命线，心跳、呼吸停止 4~6 分钟后，脑组织就会发生不可逆的损害；如果心跳、呼吸停止的时间超过了 10 分钟，就有可能导致脑死亡，无法挽救。

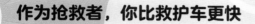

作为抢救者，你比救护车更快

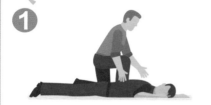

❶ 判断患者意识，呼喊、拍打患者。

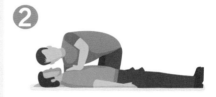

❷ 评估呼吸、检测脉搏。

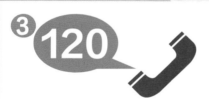

❸ 请周围的人拨打 120 急救电话。

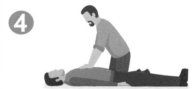

❹ 与他人交替、持续进行闭胸心脏按压（俗称"胸外按压"）。

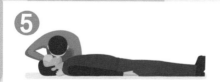

❺ 开放气道，每做 30 次胸外按压，做 2 次人工呼吸。

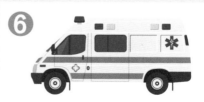

❻ 实施心肺复苏术直至救护人员到来。

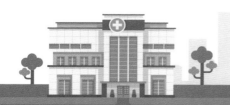
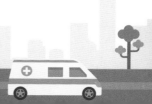

紧急情况不要慌，现场急救来帮忙

A	**评估** Assessment
B	**开始** Beginning
C	**拨打** Calling
D	**实施** Doing

　　现场急救是指在意外伤害或危重急症发生时，获得专业医疗救助之前，在事发现场所提供的及时有效的初步救助措施。救助人员要严格遵循"ABCD"四个操作流程，按照顺序展开现场急救，切忌手忙脚乱。

现场急救的四大步骤

第一步：评估现场环境是否安全

评估情况

　　评估时必须迅速控制自己的情绪，尽快掌握情况。评估现场包括检查现场的安全、引起患者疾病或受伤的原因、自身和患者及旁观者是否身处险境、患者是否存在生命危险。还需判断现场可以使用的物资，需要何种支援及可能采取的救护行动。对成年人非创伤性的心脏停搏和呼吸骤停，要先拨打120，在其指导下进行抢救。而对于溺水、电击、急性上呼吸道异物阻塞等情况，在只有一个人实施抢救的前提下，可以先进行2分钟的心肺复苏等急救，再拨打120。

保障安全

　　在进行现场救护时，造成意外的原因可能会对参与救护的人员产生同样的危险，所以，应首先确保自身安全。

　　如果现场环境足够安全，可让患者继续躺在原地，等待救援。如果是对触电者进行现场救护，判断后认为周边环境不安全，存在如漏电等不安全的情况，必须切断电源，然后才能采取救护措施，以保障安全。

　　在救护中，不要试图兼顾太多工作，以免使患者及自身陷入险境。要了解自己的能力范围，在不能完全消除危险的情况下，应尽量确保患者与自身的安全，再实施救护。

第二步：检查患者的知觉反应、呼吸情况

　　检查患者的知觉反应和呼吸情况的原则：通过判断患者有无反应，决定是否采取急救；通过判断患者呼吸情况决定是否实施心肺复苏术；还需要特别留意患者的语言和要求，这对评估伤、病情有很大帮助。

检查患者的反应

在患者耳边呼唤、发出指令或拍打患者。	患者有反应，则根据需要进行抢救、止血、包扎、固定等。	对无反应的患者进行呼吸检查。	将有呼吸的患者摆放成复苏体位，保持记录呼吸、脉搏、意识等。	对无呼吸的患者，拨打急救电话，立即进行人工呼吸。

第三步：立即拨打急救电话

　　急救时，要兼顾许多事情，比如确保现场安全、拨打急救电话等，身边最好有人协助。根据不同情况，给不同的应急机构打电话寻求援助。通话时，要注意清晰地说明患者目前的情况、所在的位置等信息。

　　如果现场只有一名抢救者，打电话可能会延误时机，此时可以高声呼救，找到路过的人帮忙拨打急救电话；也可以开免提功能，一边施救一边打电话。遇到特殊情况，应先进行急救再打电话，如溺水、药物中毒等。

拨打急救电话时需要说清楚这些信息

- ✓ 患者的年龄、性别。
- ✓ 患者的情况和当前主要症状。
- ✓ 现场所采取的救护措施。
- ✓ 患者所在确切的地点，具体的门牌号、楼号、单元或楼层，也可以说明附近的标志性建筑。
- ✓ 约定等待、接应救护车的确切位置，最好是就近的公交车站、路口、标志性建筑。

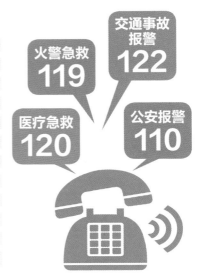

火警急救 **119**

交通事故报警 **122**

医疗急救 **120**

公安报警 **110**

第四步：实施具体的急救方法

　　急救方法包括：心肺复苏术、海姆立克急救法、外伤止血法。

心肺复苏术

　　对呼吸困难、窒息和心跳停止的患者，迅速进行心肺复苏操作，原地抢救。在进行心肺复苏

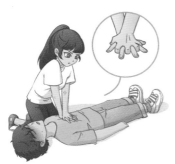

急救者实施心肺复苏术时，注意双手的姿势。

术时，需要 1~2 名救助者交替进行，同时另外派人寻找附近是否有可供使用的自动体外除颤器（即AED，使用方法见本书第 69 页）。

海姆立克急救法

　　一般用于救治异物误入气道造成的窒息。操作方法为：抢救者站在患者身后，两手抱住患者腰部，用手对上腹部进行快速冲击。重复这一动作直至异物从气道中排出。

外伤止血法

　　方法较多，较为简单的方法就是直接压迫止血法：使用无菌敷料或者干净的毛巾、衣物等直接按压在伤口处，直至出血停止。如果患者持续出血则考虑加大按压力度，叠加止血敷料并持续按压。立即拨打 120 或紧急送医处置。

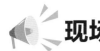 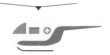

现场急救的原则

根据创伤程度的不同，急救时要根据现场条件和患者伤、病情采取不同救护措施。但现场急救又有其共同规律，对突发事件进行现场救护时，需要遵循以下原则。

保持镇定

只有保持镇定，才能在遇到突发状况时，根据所学的知识开展急救。比如，遇到大动脉出血的创伤，要先压迫止血；遇到一氧化碳中毒的患者，要让其快速脱离有一氧化碳的环境等。

要追求生命体征的平稳

在生命体征不平稳的前提下，贸然进行与生命安全无关的检查或操作，除非十分必要，否则都是不恰当的操作。

先救命后治病

遇有心跳、呼吸骤停又有骨折者，应首先用人工呼吸和胸外按压等技术使心、肺、脑复苏，直至心跳呼吸恢复后，再进行骨折固定。

先止后包

遇有大出血又有创口者时，首先用按压、止血带等方法止血，然后对创口进行包扎。

先重后轻

遇到危重患者和症状较轻的患者时，应优先抢救危重患者。

先救后运

发现患者时，应先救后运。在送患者到医院的途中，持续观察伤病变化，少颠簸，注意保暖。

急救与呼救并重

在遇到现场还有其他参与急救的人员时，要紧张而镇定地分工合作，急救和呼救可同时进行，第一时间拨打120、110等急救电话。

搬运与急救一致性

在运送患者时，应争取时间，在途中持续进行抢救工作。注意避免造成二次伤害，如果是脊柱损伤患者，不要轻易搬运，应等待救护车救援。

家庭要备急救医药包，有备无患

　　家庭急救医药包是防患于未然的应急工具，能在发生危险的情况下提供基础的医疗保障。一般家庭都会备有一些常用药、急救药品，以及各种各样的其他医药用品。一旦突发疾病和意外，这些药品可能会帮助家人度过危险。

家庭急救医药包要备哪些药品

　　家庭急救医药包常备的药品一般是感冒药、退热药等。如果家中有患心脑血管疾病或者糖尿病等疾病的患者，还应常备相关疾病的治疗和急救药品。

1 感冒药

　　感冒大多是可以通过多喝水、多休息等方式治愈。如果症状引起明显不适，则需要用药缓解症状。平时可以备一些抗感冒药，如氯苯那敏或者苯海拉明，可以缓解打喷嚏和流鼻涕等症状；伪麻黄碱有助于缓解鼻塞、流涕和打喷嚏等症状；右美沙芬可用于止咳。

　　儿童应慎用感冒药，尤其是6岁以下的儿童。

2 助消化药

　　日常生活中，难免会遇到消化不良的问题，尤其是孩子，可常备一些健胃消食的药，如乳酸菌素片、大山楂丸、健胃消食片等。

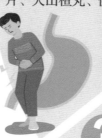

3 退热、止疼、消炎药

　　如布洛芬、对乙酰氨基酚类药品，可用于治疗多种原因引起的发热，但千万不能将此类药物当作抗生素使用。

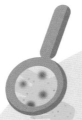

6 皮肤感染治疗药

莫匹罗星软膏、红霉素软膏等。这两种药都属于抗生素类外用药，使用时相对安全有效。

7 心脏病急救用药

有冠心病患者的家庭，家中应常备硝酸甘油、速效救心丸、阿司匹林。当有家人出现心脏不适，如疼痛时，需尽快舌下含服速效救心丸，并拨打急救电话；硝酸甘油用于治疗心力衰竭和心绞痛；阿司匹林用于治疗急性心肌梗死。

5 抗过敏药

易过敏者家中可常备抗过敏药，如氯雷他定、西替利嗪、依匹斯汀、盐酸奥洛他定和卢帕他定等第二代抗组胺药，服用后不良反应较少。

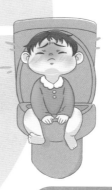

4 便秘、腹泻用药

治疗便秘的药品有开塞露、乳果糖。开塞露偶尔使用相对安全，但长期使用可能会引起药物依赖。腹泻时，要及时补充电解质和水分，防止脱水，家中应常备口服补液盐Ⅲ，必要时冲饮服用。如果出现以水样为主的腹泻，可以使用蒙脱石散。

过量或长期使用抗生素，会造成病原菌对抗生素的敏感性降低，也会增加肝肾负担，要遵医嘱合理使用抗生素。

急救物品

除了储备内服的药品，最好再备一些常见的急救及医用物品，比如消毒纱布、体温计、创可贴、冰袋、生理盐水、酒精、碘伏等。

体温计

家用体温计一般有水银体温计和电子体温计两种。水银体温计测量结果准确、稳定性高、价格低，一般家庭都可以备用，但要注意安全使用。电子体温计读数方便、测量时间短、不含汞，但家用电子体温计的使用寿命一般在5年左右，因此要注意使用年限，及时更换。

创可贴

用于小创面、伤口包扎，大、中、小3种尺寸都要有。防水创可贴、带药创可贴都要备全。

消毒纱布

消毒纱布不会将棉丝留在伤口上，移开时也不会牵扯伤口。没有纱布也可以用绷带，绷带具有弹性，用来包扎伤口时不会影响血液循环。2寸绷带适合手部，3寸绷带适合脚部。

三角巾

三角巾又叫"三角绷带"，有多种用途：可承托受伤的上肢、固定敷料或骨折处等。

口罩

可以用于隔离口鼻腔气体对创面的污染。需要提醒的是，佩戴前后必须洗手，佩戴一次以后立刻更换。

冰袋

置于瘀伤、肌肉拉伤或关节扭伤的部位，通过使血管收缩，帮助减少肿胀。如流鼻血时，置于患者额部，能帮助止血。

0.9% 的生理盐水

一般用来清洗伤口。基于卫生要求，最好选择独立的小包装或中型瓶装的生理盐水。需要注意的是，开封后没用完且超过24小时的，不宜再次使用。若没有生理盐水，可用未开封的蒸馏水或矿泉水代替。

消毒纸巾

用于清洁皮肤，杀菌消毒。

 注意

- 部分药品见光易分解失效，甚至有可能增加毒性，应避光保存。
- 内服药和外用药、儿童药和成人药均应分开，以免误服。

应急医药包应该如何保存

当我们选择应急医药包时，必然要考虑在不同的时节、不同的条件下如何保存它，以达到对药品的最大利用。家庭常备药品应少而精，一般以治疗常见病、慢性病以及时令性疾病的药品为主。常备药品应尽量选择安全性高的非处方药，并且尽量选择方便使用的片剂、胶囊、喷雾和软膏等类型，具体的保存方式应根据药品的性质进行选择。

固体制剂的保存

如片剂、胶囊等固体制剂，最好保留外包装，以减少光线对药品的影响，一般按说明书放在阴凉的地方即可。

拆零药品最好装入小瓶，加盖密封保存并保留说明书，注意不要把两种药品存放于一个瓶内。

切忌把不需要低温保存的药品置于冰箱存放，因为低温很容易使片剂裂片、胶囊硬化和散剂结块，从而影响药品的溶解和吸收。

液体制剂的保存

如混悬剂、糖浆等液体制剂，服用前存放在阴凉处便可。但开瓶使用后，首先，要注意瓶外是否残留液体，保持瓶身干净。其次，定期检查药瓶的表面，发现有真菌应及时清理。最后，不要忘记检查瓶内，一旦有霉变现象应停止服用。

糖浆不宜久存，开封后的糖浆可放入冰箱保存。一般夏季不超过 1 个月，冬季可适当延长。再次服用时，应该检查外观和性状，若有异常（如沉淀、发酸等），不应再次服用。

中药材的保存

对于虫草、混合制剂等中药，防潮、防霉、防虫是关键。如药材量较多，可集中存放在密封箱；如量较少且为一般药材，可存放在冰箱内进行短期保存；如为较贵重的药材（藏红花、鹿茸等），可用密封袋封装或防潮纸包裹放置于阴凉密封处。

掰开药片的保存

掰开的药片完全破坏了片剂的稳定性，保存时间一般不应该超过 24 小时。

任何药品在开封后则应尽快使用，同时在包装上注明开启日期，避免服用失效、变质的药品。眼药水和鼻用制剂，建议在开启后 1 个月内用完。

选择应急医药包

1. 质量好、没有异味的塑料箱或铝合金材质的箱子可以用于储存药品。
2. 不能选用空的纸箱盛装药品，因为纸箱会吸潮，不利于药品的保存。
3. 建议选择专业药箱，其设计较合理，有隔层设计，可以摆放不同种类的药品。
4. 有儿童的家庭还要注意选择可以防止儿童打开的药包。

注明有效期和失效期

药品最好注明有效期和失效期，尤其是散装药，应按类分开，并贴上醒目的标签，写明存放日期、药品名称、用法、用量、失效期。每2~3个月应对备用药品进行检查，及时更换。

进行全面检查时，注意观察外观变化，如片剂松散、变色；糖衣片的糖衣粘连或开裂；胶囊剂的胶囊粘连或开裂；丸剂粘连霉变或虫蛀；散剂受潮、结块、发霉；眼药水变色、混浊；软膏剂有异味、变色或油层析出等。出现上述这些情况，则不能使用，需要立即更换。

保留说明书

药品是特殊商品，使用得当可防治疾病，使用不当会危害健康。因此药品买回家后一定要仔细阅读说明书，确定保存条件。家庭药箱应尽量在3个月以内检查1次，以免误服过期或变质药品。服用前一定要与说明书对照。

影响药品储存的因素牢记于心

✅ 温度
温度是影响药品质量的首要因素。温度过高或过低都可能导致药品变质而失效。

✅ 湿度
湿度是指空气中水蒸气的含量。如果湿度过高，易导致药品吸收水分，从而发生潮解、变性、结块、标签脱落等现象，不宜继续服用。如果湿度过低，则会使部分药品风化。

✅ 光线
日光照射会促使多种药品直接或间接发生化学反应，其中紫外线对药品的影响比较大，导致药品颜色发生改变或出现沉淀。

✅ 微生物
若药品包装出现破损或受到污染，细菌、酵母菌、霉菌等微生物便可能侵入药品内部，并在其中生长繁殖，最终使得药品发酵、腐败，丧失药效。

✅ 空气
空气中的氧气和二氧化碳对药品质量影响较大。某些药品在吸收空气中的氧气或二氧化碳之后，会发生化学反应，使药品变质失效。

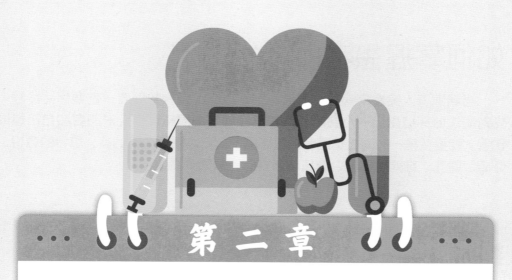

第 二 章

掌握急救方法，
关键时刻能救命

　　作为社会中的一员，了解急救常识，在关键时刻挽救他人生命，是一件非常有社会意义的事；作为家庭中的一员，掌握基本的急救技术，就能为家人的生命安全增添一份保险；作为一个普通人，学会自救的基本操作，是对自己的健康和生命负责。本章内容包括掌握患者身体状况的方法、海姆立克急救法、心肺复苏术、外伤急救的方法，希望大家能够将这些方法学以致用，在面对危险情况时，及时施救，使患者转危为安。

如何掌握患者的身体状况

当看到有人突发疾病或者遭遇意外事故时，作为救助者一定要保持冷静，先对周边的环境做出一个判断。假如已经确定周围环境不会对患者和自己造成伤害，就要在第一时间检查患者的基本情况。具体需要评估的有：患者的意识、呼吸、瞳孔、脉搏、体温、血压，必要时还需要测量血糖。

判断意识

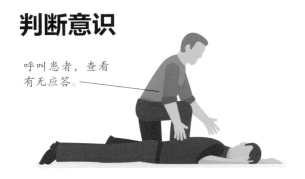

呼叫患者，查看有无应答。

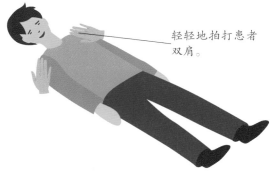

轻轻地拍打患者双肩。

判断患者意识状态

大声地呼叫患者，看患者是否能正常对话，如果可以，说明患者还是有意识的；但如果回答不了，尤其是老人，要注意是否有耳聋和听力损伤。可以分别在两只耳朵附近呼叫患者，如果依然没有反应，可能是意识丧失。

判断意识的清晰度

如果患者对呼叫有反应，可继续询问一些简单的问题，如本人姓名、电话、如何受伤等。患者若能够正确回答所问问题，则可判定为意识清楚。如果患者可以回答问题，但中途又陷入昏迷则判定为意识模糊。

如果在患者耳边呼叫没反应，可轻轻拍打患者双肩，并持续呼喊；如果还是没反应，应立刻检查患者的呼吸和心跳情况。

❗ 注意

• 判断为意识不清后，若为非创伤性心脏停搏、呼吸骤停，应立刻呼叫救护车并开始急救。
• 如果患者受伤倒下时面朝下，必须非常小心地将其翻转过来。
• 原则上不要搬运患者，但若周围环境不安全，则必须将其小心搬离危险环境。

评估呼吸

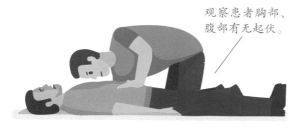

观察患者胸部、腹部有无起伏。

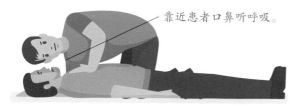

靠近患者口鼻听呼吸。

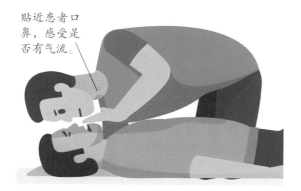

贴近患者口鼻，感受是否有气流。

评估方法

评测伤员呼吸时，要借助手表、计时器等工具检查呼吸频率，倾听呼吸音并观察胸部起伏，注意有无呼吸困难或异常杂音。若是幼儿或儿童则更为简单，将手置于其胸部，感觉呼吸时的起伏即可。评估方法可总结为"一看二听三触"。

一看：观察患者胸、腹部是否有起伏。若有起伏，则表示存在呼吸。

二听：若胸、腹部无起伏，则需要将耳朵贴近患者的口鼻，听患者是否有呼吸声。

三触：将面颊贴近患者的口鼻，感觉是否有呼吸形成的气流。

评估项目

频率——每分钟呼吸的次数。
深度——呼吸的深浅程度。
舒缓度——呼吸容易还是呼吸困难并伴有疼痛？
杂音——呼吸时安静还是有杂音？如果有杂音，是哪种类型？

 注意

· 成人正常呼吸频率为 16~20 次 / 分钟，儿童较之更快。
· 情绪激动和运动都可使呼吸增快，所以评估呼吸状况时，应在情绪稳定、身体平静的情况下进行。
· 麻醉药或镇静药中毒者呼吸浅慢，其他如呼吸困难、出现鼾声、呼气和吸气频率不等、呼吸时快时慢等，皆是病情危险的信号，应尽快寻求医疗救助。
· 整个过程要迅速完成，以 5~10 秒为宜。

观察瞳孔

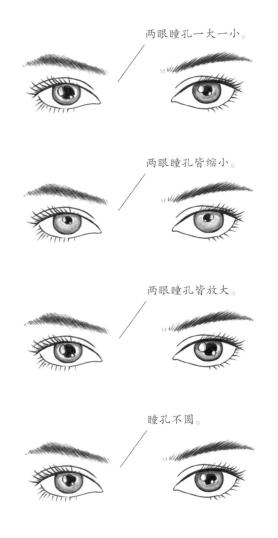

两眼瞳孔一大一小。

两眼瞳孔皆缩小。

两眼瞳孔皆放大。

瞳孔不圆。

观察瞳孔状态

将手指放在距离被检测者30厘米的地方，将手指迅速移动至被检测者的眼球处。正常情况下，机体的瞳孔迅速缩小，否则为调节反射消失，这对颅脑系统病变具有提示意义。调节反射是双眼注视由远处移向近处时出现的睫状肌收缩和瞳孔缩小的反射。

利用光线的变化检查瞳孔

一手持手电筒，将被检测者的上下眼皮分开，将手电筒的光线从一侧移到眼睛正中，判断被检测者瞳孔对光反射的变化情况。对光反射有助于对昏迷、惊厥、休克、中毒等患者的病情进行判断。

对光敏感者瞳孔会迅速缩小，对光反射迟钝则缩小缓慢，没有变化则为对光反射消失。

瞳孔状况异常

左右两眼瞳孔一大一小；
两眼瞳孔皆缩小；
两眼瞳孔皆放大；
瞳孔不圆、瞳孔发白。

当人的脑部受到严重创伤、脑出血或发生严重药物中毒时，瞳孔可能缩小为针尖大小，也可能扩大到黑眼球边缘，并对光线反应迟钝或直接无反应。

神经中枢出现问题、脑水肿或脑疝时，也可能导致双眼瞳孔一大一小，且此时瞳孔的变化预示着脑病变的严重性。

瞳孔扩大不是死亡的标准，判定患者死亡须结合呼吸、心跳、脉搏等因素。

测量脉搏

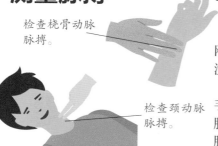

检查桡骨动脉脉搏。

检查颈动脉脉搏。

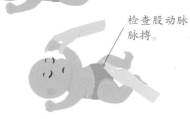

检查肱动脉脉搏。

检查股动脉脉搏。

测量方法

测量时，准备一个计时器。

先让受测者休息片刻，情绪保持稳定。酒后、刚喝过热水，以及情绪激动、刚结束体育运动时，测量的准确性都会受到影响，应休息 20 分钟再测。

检查桡动脉脉搏时，受测者可以坐着或躺着，手掌面（即手心）朝上，腕部伸直。检查者测量脉搏时，应该用食指、中指、无名指并排按在动脉上，压力大小以能摸到脉搏跳动为准，每次要测量 1 分钟。

测量颈部的颈动脉，将食指、中指两指并排放于颈部一侧的动脉处（喉结两侧附近可感觉到跳动的地方），稍用力按压，压力大小以能明晰地感受到脉搏跳动为准，然后使用计时器计时测量即可，计时 1 分钟。

测量肱动脉脉搏，此方法适用于 1 岁以内的婴儿。测量时让婴儿平躺，一只手抓住婴儿的手，另一只手的食指和中指放在婴儿的肱动脉处。

测量股动脉脉搏，此方法也适用于 1 以岁内的婴儿。方法与肱动脉相似。

 正常的脉搏

正常脉搏节律规则，搏动力量均匀，手指按下时有弹性感。一般情况下，脉搏数与心脏搏动的次数一致，脉搏的节律与心脏搏动的节律一致。因此，通过检查脉搏就可以了解心脏搏动的情况。发现脉率增快或减慢，脉搏的节律不整齐时，要及时请医生诊治。

脉率依年龄、生理变化、体力活动、情绪、妊娠状态而异。年龄越小，脉率越快。新生儿可达 120~140 次 / 分，青春期后与成人接近，成人为 60~100 次 / 分，老人、运动员较低，为 55~60 次 / 分。

 异常的脉搏

脉搏增快（≥ 100 次 / 分钟）

应分情况讨论。生理情况有情绪激动、紧张、剧烈体力活动（如跑步、爬山、爬楼梯、扛重物等）、气候炎热、饭后、酒后等。病理情况有发热、贫血、心力衰竭、心律失常、休克、甲状腺功能亢进等。

脉搏减慢（≤ 60 次 / 分钟）

提示颅内压增高、阻塞性黄疸、甲状腺功能减退等。

脉搏消失（即不能触到脉搏）

多见于重度休克、多发性大动脉炎、闭塞性脉管炎、重度昏迷患者等。

测量体温

　　体温虽然不是一项重要的体征，也需要记录下来。可通过外露的皮肤去感觉，最好使用体温计获得一个精确的读数。

　　体温高通常由感染引起，也可能是热衰竭和中暑的结果。体温低是由于暴露于寒冷或潮湿的环境中，或者可能是有危及生命的感染或发生休克的征兆。

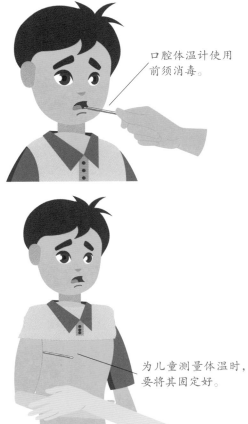

口腔体温计使用前须消毒。

为儿童测量体温时，要将其固定好。

测量方法

口腔测量法

　　在穿着衣物过多，手臂不能随意运动等不便进行腋下体温测量的情况下，选用口腔体温计会更加方便快捷。具体操作方法如下。

　　1. 将专用的口腔体温计用 75% 的酒精消毒，再将水银柱甩至 35℃ 以下。

　　2. 将口腔体温计的水银端斜置于患者舌下。

　　3. 等待 5 分钟左右，取出体温计，用纸巾擦净后观察水平位置的水银柱所在的刻度。

 注意

· 切勿用牙咬体温计，并注意尽量用鼻呼吸，以免嘴吸入凉气影响测量温度。

腋下测量法

　　多数情况下采用腋温表来测量。具体操作方法如下。

　　1. 将腋温表的水银甩至 35℃ 以下。

　　2. 解开衣扣，擦干腋下，然后一只手将水银端放置于腋窝中央略前的位置，另一只手握住测量侧的手肘部以帮助固定。

　　3. 测量 5~10 分钟取出腋温表，观察水平位置的水银柱所在的刻度。

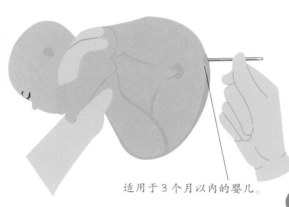

适用于 3 个月以内的婴儿。

肛门内测量法

婴幼儿或昏迷者可采用肛门测温。具体方法如下。

- 将专用的肛门表用 75% 的酒精消毒，用凡士林或油脂润滑体温计的水银端。
- 慢慢将水银端插入肛门 3~4.5 厘米。婴儿 2 厘米即可，动作要快、准，以免患儿感觉到疼之后自然缩紧肛门，再尝试就不容易推入了。
- 用手捏住体温计的上端，防止滑脱或折断，等待 3~5 分钟取出，擦净后阅读度数。

 注意

- 对于 3 个月以内的婴儿来说，肛门是测量体温最准的地方。

使用体温计的注意事项

- 测量体温前，应仔细查看体温计是否有破损。一定要将水银柱甩至 35℃ 以下，否则测出读数不准。
- 获取体温计读数时，避免用手捏、拿体温计的水银端。
- 每次使用完后，要用 75% 的酒精进行整体消毒。传染病患者应使用专用的体温计，不要和其他家庭成员混用。

影响体温的因素

一般正常人体温在 37℃ 左右。但是由于某种原因，如人的生理状态、年龄、性别、昼夜时差等不同，体温计显示的读数会有稍微波动。

- 一般情况下，人在 24 小时内体温变化不超过 1℃。在早晨 4~6 时较低，下午 17~18 时较高。
- 从年龄上来说，儿童体温比较高，成人次之，老人体温稍低。
- 从生理状态来说，女性在月经期前或妊娠期体温略高，行经期中体温较低。
- 使用腋下测量法时，没有将腋下擦干或腋下有汗、时间不足 5 分钟，都会导致测量体温比实际体温低。
- 精神紧张、剧烈活动后、洗澡后测出的体温会比实际体温高；刚喝完热水或者刚进食完，或附近有热水袋或其他热源，测出体温会比实际体温高。所以测体温应在饭后半小时、安静状态下进行。

测量血压

血压：血压指的是血管内的血液对于单位面积血管壁的侧压力。血管有动脉、毛细血管和静脉之分，血压也就有动脉血压、毛细血管压和静脉血压之别。但通常所说的测量血压指的是测量动脉血压。

收缩压：收缩压主要反映的是心肌收缩力的大小和心脏搏出血量的多少，又称作"高压"。

舒张压：舒张压主要体现的是外周血管阻力的大小，又称作"低压"。

脉压：收缩压与舒张压之间的差值即为脉压。

血压水平分类和定义

血压类别	收缩压（mmHg）		舒张压（mmHg）
正常血压	<120	和	<80
正常高值	120~139	和/或	80~90
高血压	≥140	和/或	≥90
1级高血压（轻度）	140~159	和/或	90~99
2级高血压（中度）	160~179	和/或	100~109
3级高血压（重度）	≥180	和/或	≥110
单纯收缩期高血压	≥140	和	<90

注：当收缩压和舒张压分属于不同级别时，以较高的分级为准。

血压计的类型

水银柱（汞柱）式血压计

有台式、立式两种。测量结果可靠，是常用的血压计。每次测量前，必须检查刻度管内水银凸面是否正好在刻度的零位；测压完毕后，要将血压计向右侧倾斜45°后将开关关闭，以免水银泄漏。

气压表（弹簧）式血压计

体积小，携带方便，无水银外泄的隐患。随着应用次数的增多，会因弹簧性状改变而影响结果的准确性，所以需要定期参照标准的水银柱式血压计进行校准。

电子血压计

有臂式、腕式之分。只需按下按钮就会自动进行测量，但是测量结果误差率高，所以同样需要经常参照标准水银柱式血压计进行校准。

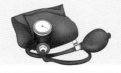

测量血压的方法（以水银柱式血压计为例）

检查水银初始值。打开开关，水银就会出现在刻度管中，检查是否正好在"0"刻度。如果高于"0"刻度，那么测出来的值就会偏高。

被检者在安静环境休息5~10分钟。采取坐位或仰卧位，裸露被测上肢，伸直并轻度外展，肘部与心脏相平，袖带气囊中间部分对准肱动脉，紧贴皮肤缚于上臂，袖带下缘在肘窝横纹上2~3厘米。

检查者在肘窝上触及肱动脉搏动明显处，将听诊器体件置于此处，但不得与袖带接触。然后向袖带内充气，待肱动脉搏动听诊消失，再连续充气20~30mmHg；然后，缓慢放气，听到第一声的数值为收缩压，声音消失时的数值为舒张压。

应测量两次，以数值较低的一次为准。

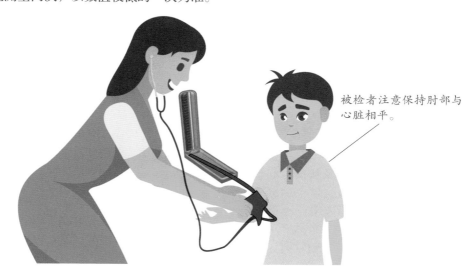

被检者注意保持肘部与心脏相平。

血压的正常值

成人正常的收缩压为100~120mmHg，舒张压为60~80mmHg。非同日但同一时间段的3次测量血压达到或超过收缩压140mmHg或舒张压90mmHg为高血压，小于收缩压90mmHg或舒张压60mmHg为低血压。

 注意

• 运动的时候心跳会加快，血压也会随之升高。因此运动后休息15~20分钟才能测血压。

• 测量前半小时需禁烟、禁咖啡。

• 测血压时，应该把听诊器的听筒置于袖带下缘的下方脉搏搏动处。

• 读血压值时视线应与水银面保持水平，如果视线高于液面，读出的值会偏大，低于液面则会偏小。

测量血糖

　　血糖指的是血液中所含的葡萄糖。葡萄糖是人体的重要组成成分，也是能量的重要来源。健康的人体每天需要大量糖类来提供能量，为各种组织、脏器的正常运作提供动力。人体内的血糖必须保持在相对稳定的水平，才能满足体内各器官和组织的活动需要。

血糖的测量时间

　　对于有糖尿病患者的家庭，及时测量患者的血糖是非常重要的。患者本人和家属都应该掌握有关测量血糖的知识，以帮助了解患者的血糖情况。

　　检查血糖一般包括空腹血糖和餐后血糖。如果血糖高且不稳定，需要检查 7 次血糖，时间分别是三餐前、三餐后 2 小时及睡前，必要时凌晨 3 点再加 1 次。早上检测的最佳时间是早上 7 点左右，有利于调整早餐的用药情况；餐后 2 小时的血糖是从第一口饭开始计时，而不是吃完饭的时间；睡前血糖检测的时间以 22 点左右为宜。

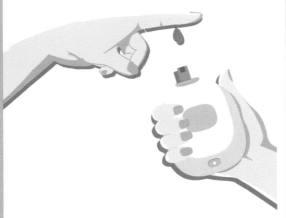

血糖测量时间及注意事项

时间	注意事项
早餐前	禁食 8~12 小时后再测量，测量前不用降糖药、不吃早餐、不运动，尽量真实地反映身体本身的血糖状况
午餐前、晚餐前	餐前测量能够及时反映治疗效果，帮助患者及时调整药量和食量
三餐后	从吃第一口食物为节点开始计时，满 2 小时就测量，及时反映食物对血糖的影响，帮助调整食量
睡前	临睡前测量血糖可以帮助患者调整睡前胰岛素的用量，判断是否需要加餐等，防止患者夜间发生低血糖
凌晨 3 点	对于血糖控制不稳的患者，必要时加测凌晨血糖。此时测得的血糖值偏高还是偏低，对后续治疗有很大影响。因此要按时测量，帮助了解患者空腹高血糖的原因

不同血糖仪的测量方法

滴血型血糖仪

1. 采空腹血糖时，先用温水将双手洗净，擦干后反复揉搓准备采血的手指，直至手指变红，再用 75% 的酒精消毒待采血的指腹。

2. 采血的指腹完全干燥后，将采血笔紧挨住指腹正中偏侧的位置，按动弹簧开关，针刺指腹采血。

3. 提前准备好试纸，待血液流出后，将血液滴到试纸的测试区。

4. 将测试纸插入血糖仪内，等待读数即可。

吸血型血糖仪

1. 用肥皂和温水洗净双手后，再用 75% 的酒精消毒待采血的指腹。此时不需要过度搓揉按摩准备采血的手指。

2. 启动血糖仪开关，取一张试纸插入血糖仪内。

3. 待要采血的指腹完全干燥后，将采血笔紧挨消毒后的手指指腹，按动弹簧开关，针刺指腹采血。

4. 将试纸的测试区凑近指腹，让试纸吸血，然后等待读数即可。

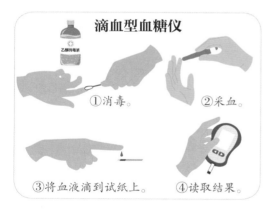

滴血型血糖仪

①消毒。　②采血。
③将血液滴到试纸上。　④读取结果。

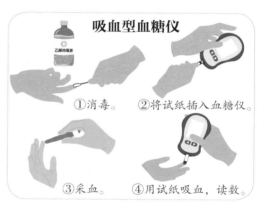

吸血型血糖仪

①消毒。　②将试纸插入血糖仪。
③采血。　④用试纸吸血，读数。

糖代谢状态分类

糖代谢状态	静脉血浆葡萄糖（mmol/L）	
	空腹	OGTT 2h
正常血糖	< 6.0	< 7.8
空腹血糖受损	≥ 6.1，< 7.0	< 7.8
耐糖量降低	< 7.0	≥ 7.8，< 11.1
糖尿病	≥ 7.0	≥ 11.1

注：引自世界卫生组织 1999 年，中国 2 型糖尿病防治指南（2017 年版）。空腹血糖受损和糖耐量减低统称为糖调节受损，也称糖尿病前期；空腹血糖正常参考范围下限通常为 3.9mmol/L。

家庭急救，
这些常规方法要掌握

　　生活或工作中难免会出现意外，如果我们不及时治疗或者操作不当，很可能会对自身或者他人的身体造成伤害。如果我们掌握一些急救知识，则可以减少这些意外的伤害，关键时刻还能救人一命。

开放气道

　　开放气道以保持呼吸通畅，是人工呼吸前的重要步骤。对于比较危急的情况，很多时候都需要开放气道来挽救患者的生命。开放气道的方法很多，要根据每个患者的不同情况来采用正确的方式。

什么时候需要开放气道

　　当患者丧失意识，尤其是心脏停搏后，包括咽部与舌肌在内的全身肌张力就会迅速下降，导致舌肌往后坠落，气道阻塞，甚至不能呼吸。此时，就需要将患者的下颌托起，使头部适当后仰，舌体离开咽部，从而开放气道。

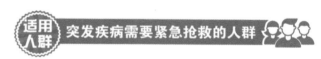

适用人群　突发疾病需要紧急抢救的人群

畅通气道的方法

压额提颌法

　　抢救者用一只手掌的小鱼际放在患者的前额部位，然后进行下压，让患者的头部向后仰；而另一只手的食指以及中指放在患者下颌部，然后再把颌部向前抬起，让头向后仰进行气道开放。如果有需要，可以轻轻牵一下患者的舌头，这样就能够让嘴巴微微张开。

　　成人头部后仰的程度，以下颌角与耳垂之间的连线与患者仰卧的平面垂直为宜。此时患者的鼻孔朝着正上方，即后仰角度为90°，儿童的后仰角度为60°，婴儿的后仰角度为30°。

双手托颌法

　　双手托颌法适用于颈部有损伤的患者。操作方法是双手拇指在上，四指在下，从两侧托起患者的双下颌，稍用力向上托起，使之抬起下颌，从而打开气道。在此过程中，要注意使患者的头始终保持正中位，不能使头后仰，更不可使头左右扭动。此方法在怀疑颈椎、脊柱有外伤时使用。

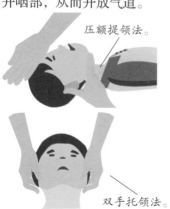

压额提颌法。

双手托颌法。

清除异物

　　为成人清除口腔异物时，如果看到明显的异物，可用手指将异物挖出、抠出。如果患者的脊柱没有损伤，也可将其头部偏向一侧，方便清理口腔异物。

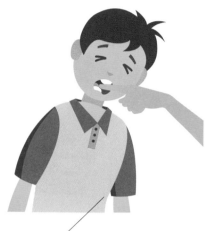

 注意

· 用手指抠出异物时，应小心操作，注意避免将异物推入更深处。

如果患者口腔内有异物，应及时挖出。

清理婴儿口腔异物时，可用小指小心地抠出异物。

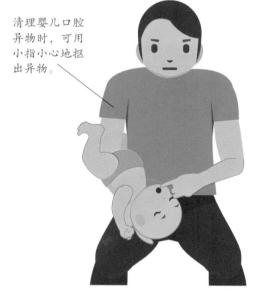

　　为婴儿清理口腔异物时，抢救者可取坐位，稍分开两腿，一手托住婴儿的颈肩部，同时将手放于同侧腿上，使婴儿头朝下并面朝抢救者的方向，用另一只手的小指小心地抠出异物。

检查呼吸

　　畅通气道后，抢救者需利用看、听、触3种方法，在10秒钟内，判断患者的气道是否已经通畅，以及自主呼吸是否恢复正常。具体评估方法详见本书第15页。

　　如果患者胸廓没有起伏，并且施救人员没有听到、触到气体从口鼻呼出，则表明患者不存在呼吸，应立即给予人工呼吸救护措施。如果患者呼吸不正常，如呈喘息状，也需要进行人工呼吸。

 注意

· 前面的评估过程要尽可能快速进行，不宜超过10秒钟，以免耽误人工呼吸的时间。

冷敷

　　冷敷可以减轻诸如撞伤、扭伤之类的肿胀和疼痛，通过使局部血管收缩，控制小血管的出血，减轻张力较大的肿块带来的疼痛，达到消肿止痛的功效。冷敷也可以减少通往伤处的血流，使受伤部位的内出血和肿胀情况得到控制。

 注意

- 冷敷时要注意患者的感觉，如果患处皮肤感到不适或疼痛，出现皮肤发灰、紫斑或水疱，应立即停止冷敷。
- 冷敷的时间不宜过长，一般以 20 分钟为宜，尽量不超过 30 分钟，以免影响伤部附近血液循环。
- 老、幼、衰、弱患者，不宜做全身冷敷。
- 如果冷敷时使用冷毛巾、冰袋，应 4~6 分钟更换 1 次。
- 一般冷敷不要在肢体末端进行，以免引起循环障碍，导致组织缺血、缺氧。
- 冷敷时面积不要太大。

 适用人群 扭伤患者、高热患者、鼻出血者、早期局部组织损伤患者、中暑者、牙痛及脑外伤患者

冷敷的方法

冰袋冷敷法

　　冰袋可用干布包上冰块（紧急情况可以购买冰棍代替）制成。将冰袋紧贴伤处，冷敷 10 分钟，根据需要向冰袋里加冰。

冷湿敷法

　　用冷水将布料蘸湿，或用干净的绒布或毛巾浸入冷水里，稍稍拧干，折叠，将其紧贴于伤处。间隔几分钟再将布料浸凉，伤处至少要敷 10 分钟。

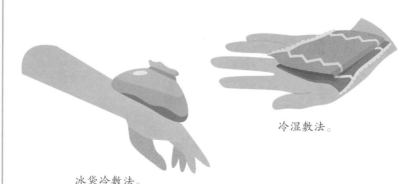

冷湿敷法。

冰袋冷敷法。

热敷

　　热敷利用热胀冷缩的原理使局部的血管形成扩张，促进局部组织血液循环，提高机体的抵抗力，促使炎症消散，减轻局部肿痛，临床上可以用于慢性关节损伤、腰肌劳损等疾病。此外，冬季对老幼体弱之人及末梢循环不良的患者、危重患者进行热敷，可改善血液循环。

 适用人群 患有疖肿、痛经、风寒引起的腹痛、腰腿痛等症的患者

热敷的方法

干热敷法

　　将 60~70℃的热水灌入热水袋 2/3 处，慢慢将热水袋的空气排出，拧紧盖子，检查是否漏水。使用前在小臂内测试，应以不烫为宜。接着用毛巾裹住热水袋，放在需要热敷的部位即可。为孩子、老人或瘫痪、水肿、循环不良、昏迷的患者进行干热敷时，水温应略低些，以 50℃左右为宜。

 不管何种热敷，都要注意防止烫伤。

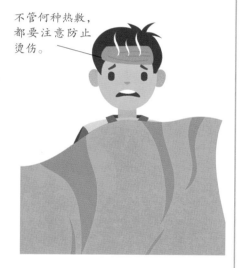

湿热敷法

　　先在需要热敷的局部皮肤上盖一层薄布，然后将毛巾折成小方块，放在热水中浸湿，拧干后敷在患处，上面再加盖干毛巾以保持热度。3~5 分钟更换 1 次，整个过程持续 20~30 分钟。也可在敷布上放热水袋以保持温度。

水杯蒸汽熏敷法

　　此方法适用于眼部、鼻部疖肿。在大口径的水杯中灌入半杯开水，患者在距水杯 5~10 厘米处，将眼或鼻对准杯口，以能够耐受为度，然后用大毛巾将整个头部与水杯一起蒙住，熏蒸 20 分钟即可。

!注意

- 热敷后不要马上外出，以免被风吹而着凉感冒。
- 热敷时，如发现局部皮肤有发红等异常改变，应暂停热敷。
- 急性腰痛患者未明确诊断之前，不宜热敷，以免延误诊断。
- 头、面、口腔化脓性感染的患者不宜热敷，以免局部血液增多，促使细菌进入脑内，产生不良后果。
- 各种内脏出血患者也不宜热敷，以防血管扩张，加重出血倾向。

催吐

　　催吐，是指使用各种方法促使患者呕吐的行为，临床上常用于排除胃内有毒物质。食物中毒、酒精中毒等急救时，可采取催吐的急救方法。

注意

- 口服腐蚀性毒物的中毒者不宜进行催吐。同时患有严重心脏病、动脉瘤、食道静脉曲张、溃疡病等患者也不宜催吐。
- 口服催吐药物后仍然不发生呕吐时，可用硬羽毛、压舌板或手指刺激咽后壁或舌根，促使呕吐。
- 进行催吐时，要将患者的头部放低。如果是危重患者可将头转向一侧，防止呕吐物吸入气管，发生窒息或引起肺炎。
- 如果口腔中有假牙，一定要先将假牙取下后再进行催吐。

催吐步骤

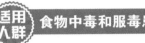

适用人群 食物中毒和服毒患者

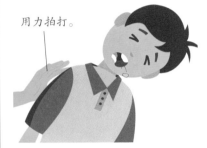

用力拍打。

① 拍打背部
　　用力拍打患者背部使其将异物或者毒药吐出。

② 碰触扁桃体
　　可以用压舌板、汤匙柄、筷子、手指等刺激咽后壁或舌根，并碰触扁桃体。

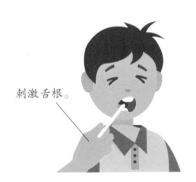

刺激舌根。

③ 稀释过稠物质
　　如果吃的食物过稠，不能吐出或者吐净，可以让患者先喝适量的温清水或盐水，然后再促使呕吐。如此反复进行，直至吐出的液体变清为止。

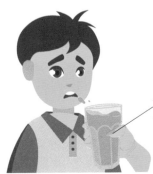

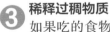
食物过稠时，服用温水或盐水再呕吐。

稳定侧卧位

稳定侧卧位又称"昏迷体位""复原卧位"，通过将患者的体位摆放成合适的姿势来保持患者气道通畅，并防止呕吐物呛入肺部造成窒息。

适用人群 意识丧失、陷入昏迷，但仍有心跳和呼吸的患者，以及频繁呕吐的患者

 注意

- 侧卧位应保持稳定，避免因胸部受压而妨碍呼吸。
- 持续观察患者的心跳和呼吸，一旦发生心脏停搏或呼吸停止，立即进行心肺复苏术。

稳定侧卧位的步骤

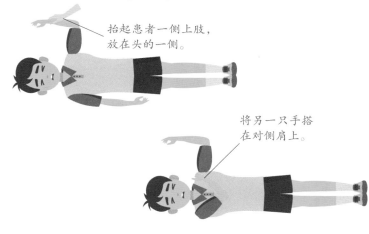

抬起患者一侧上肢，放在头的一侧。

将另一只手搭在对侧肩上。

将搭肩一侧的下肢弯曲。

① **摆放上肢**
将平躺的患者一侧上肢抬起，放在头的一侧，手肘呈直角弯曲。将另一只手掌搭放在对侧肩上。

② **摆放下肢**
将搭肩一侧的手臂同侧下肢弯曲，注意防止身体前倾。

③ **翻转成侧卧位**
抢救者分别将两手放在患者患侧的肩部和膝关节处，稍用力将患者水平翻转成侧卧位。此时患者的手垫在脸侧下方，保持气道通畅。

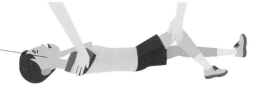

将双手放在患者搭起的肩部和同侧膝关节，将患者水平翻转成侧卧位。

气道异物阻塞，用海姆立克急救法

海姆立克急救法，是美国医生亨利·海姆立克于 1974 年发明的一种有效预防或解除窒息的急救方法。原理是当人的气道被物品或食物梗阻时，利用肺部残留气体，形成气流冲出异物。海姆立克急救法是全世界抢救气道异物阻塞患者的标准方法。

哪些人容易发生气道异物阻塞

一般情况下，气道异物阻塞是由于患者进食时异物不慎掉入气管内所引起的症状，多见于婴幼儿或者老人，气道异物阻塞会导致患者出现呼吸困难以及窒息的情况。

5 岁以下儿童，3 岁以下更常见

- 牙齿发育不全，咀嚼功能和吞咽功能差。
- 婴幼儿哭闹、受到惊吓或突然摔倒时容易将口内含物误吸入气道。
- 玩耍时将小玩具（弹球、图钉、橡皮块、塑料笔套等）或食物（瓜子、花生米、豆类等）吸入气道。

老人

- 患心脑血管疾病、食道疾病以及阿尔茨海默病的老人，咽喉部感觉退化，吞咽反射降低，容易出现气道被阻塞现象。
- 服用大剂量的慢性疾病药物，也会造成吞咽反射迟钝。
- 牙齿或假牙脱落进入气道。

肺部疾病患者

- 患有慢性阻塞性肺部疾病，因细支气管炎或者肺气肿引起气道阻塞。
- 患有慢性支气管哮喘的人群，由于支气管黏膜的炎症，肿胀、痉挛，或者分泌物阻塞气管，导致支气管壁变厚，引起阻塞。

特殊状况下的成人

- 不良习惯。喜欢用牙咬、嘴含一些小物品，发生误吸意外。进食时说笑，如抛食花生米等食物时发生误吸。
- 醉酒等其他原因导致的昏迷，造成吸入呕吐物。

如何及时发现家人出现气道异物阻塞

　　人的气道本是畅通无阻的，一旦异物进入气道，患者会感到非常难受，从而不由自主地以一只手或双手呈"V"字状紧贴于脖子，做出掐脖子的姿势。这是一个特殊而典型的体征，同时出现呛咳、憋喘的反应；严重者出现三凹征——胸骨上窝、锁骨上窝和肋间隙同时发生凹陷，这是由呼吸肌极度用力、胸腔负压增加造成的。

气道异物阻塞分类

　　气道异物阻塞细分为两种情况，即部分堵塞和完全堵塞。两种情况导致的患者反应略有不同。

部分堵塞

　　当患者的气道属于部分梗阻的情况时，还可以部分通气，患者会出现剧烈呛咳、面色潮红、呼吸困难，张口呼吸时甚至可以听到异物冲击性的喘鸣声，还会出现面色、皮肤、指甲发绀（青紫色）的情况。

完全堵塞

　　双手掐脖子是气道完全梗阻的明显特征。其余的表现还包括从刚开始的面色潮红，继而变得灰暗、青紫，无法说话、咳嗽和呼吸。如果救助不及时，患者会因意识丧失昏迷倒地，随即心搏骤停。

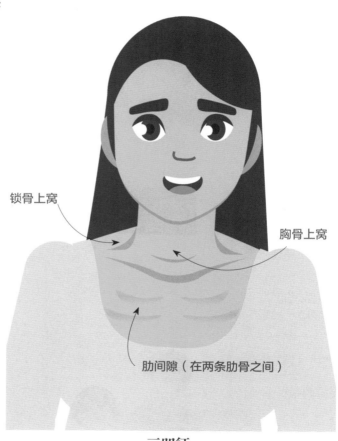

锁骨上窝

胸骨上窝

肋间隙（在两条肋骨之间）

三凹征

症状判断

异常呼吸音

⬇

面孔涨红、鼻翼翕动

⬇

持续咳嗽

⬇

嘴唇、耳郭和甲床处
呈青紫色

查看病情

询问患者
"是否被呛住"

⬇

查看患者能否说话
或有无呼吸困难

⬇

查看患者是否用手
指着喉部或抓住颈部

⬇

鼓励患者
继续呼吸、咳嗽

拨打 120 急救

安排移送医院

❗ 注意

● 海姆立克法操作
不当有可能对患者
造成损伤，即便异
物已经排出，也需
要到专业的医院排
查是否出现并发症。

成人海姆立克急救法

如果患者的气道完全被卡住，立马会出现不能发声、咳嗽、呼吸的情况，两手会本能地做出掐住脖子的动作，应第一时间实施海姆立克急救法。如果患者的气道没有被完全阻塞，且经用力咳嗽无效时，应立即施救。

站立位急救法 适用人群 尚有意识、能够站立的患者

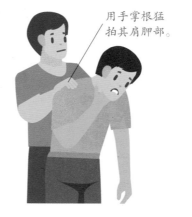

用手掌根猛拍其肩胛部。

一只手握拳，另一只手紧抓拳头。

向上猛烈推击 5 次。

1 鼓励患者咳嗽
如果患者有呼吸，则可以鼓励对方保持呼吸，继续咳嗽，以清除口腔中明显的异物。

2 拍击背部
如果患者不能呼吸、说话、咳嗽，应立即拍击背部。用一只手扶住患者上半身，帮助其向前弯腰，用手掌根猛烈拍击其肩胛部。

3 推击腹部
如果背部拍击无法达到效果，则尝试腹部推击法。站在患者身后，双手环抱患者上腹部，使患者仍然向前弯曲。一只手紧握拳，放在肚脐和剑突之间；另一只手紧抓拳头，向内向上猛烈推击 5 次。

4 拨打急救电话
检查患者口腔是否有阻塞物，无论有无都应拨打急救电话，一边等待一边观察患者情况。如未能顺利排出，则重复第 2、第 3 步骤直至医护人员到达。

成人卧位海姆立克

适用人群 意识丧失的患者

❶ 放置仰卧位
当窒息者无法站立，则将其放置仰卧位。

❷ 骑跨按压
施救人骑跨在患者大腿外侧，一只手以掌根按压肚脐与剑突之间的部位，另一只手叠放于上。

❸ 反复冲压腹部
冲击性地、快速地向患者腹部反复冲压。

❹ 检查口腔异物
每冲压 5 次后，检查患者口腔内是否有异物。如有异物，立即清理；如无异物，继续反复进行。

❌ 禁止这样做

· 对肥胖者、孕妇和 1 岁以下的婴儿生搬硬套实施成人海姆立克法。此方法不适宜以上人群，容易造成二次伤害。不同人群由于生理结构、身体状况等差异，实施海姆立克法时应视情况而定。

✔ 应该这样做

· 如果患者尚且可以喊叫、咳嗽出声、说话，此时可以让其用本能反应自主清理呼吸道，不必使用海姆立克急救法。

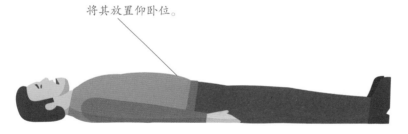

将其放置仰卧位。

向患者腹部反复冲压。

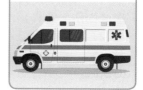

症状判断

异常呼吸音

面孔涨红、鼻翼翕动

持续咳嗽

嘴唇、耳郭和甲床处
呈青紫色

查看病情

询问患者
"是否被呛住"

查看患者能否说话
或有无呼吸困难

查看患者是否用手
指着喉部或抓住颈部

鼓励患者
继续呼吸、咳嗽

拨打 120 急救

安排移送医院

注意

• 海姆立克法操作
不当有可能对患者
造成损伤。尤其是
孕妇，即便异物已
经排除，也需要及
时就医。

孕妇及肥胖者
海姆立克急救法

妊娠晚期随着胎儿的增大，孕妇的腹部会隆起，挤压腹部会影响胎儿安全，挤压上腹部的方法已不可取，但是通过挤压胸部的方法也能达到效果。对于腹部肥胖者，因为其腹部脂肪厚，不容易用力，也需要改用胸部冲击法。

站立位孕妇及肥胖者急救法

适用人群 意识清醒的孕妇或肥胖者

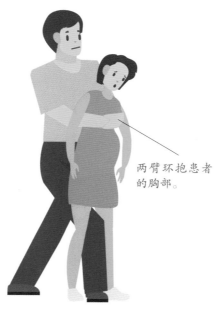

两臂环抱患者的胸部。

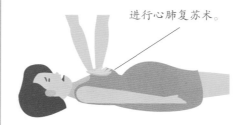

进行心肺复苏术。

1 环抱胸部

患者保持站立位，抢救者站在患者身后，使其头部向前倾，一腿在前，插入患者两腿之间，呈弓步；另一腿向后伸直，同时两臂环抱患者的胸部。

2 冲击胸部

抢救者一手握拳，拳眼置于患者两乳头连线中点；另一只手固定拳头，并突然连续、快速、用力向患者胸部的后方冲击，直至气道内的异物排出或患者意识丧失。

3 患者失去意识时进行心肺复苏术

如果患者在抢救的过程中丧失意识，应立即将其摆成平卧位，并进行心肺复苏术。

卧位孕妇及肥胖者急救法

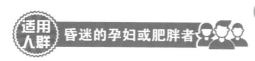
适用人群　昏迷的孕妇或肥胖者

① 放置平卧位
将患者摆成平卧姿势，跪在患者身体一侧。

② 垂直向下冲击
用一手掌根部放在患者两乳头连线中点的部位，另一只手重叠其上，双手十指交叉相扣，并连续、快速、用力垂直向下冲击。

③ 检查口腔异物
每冲击 5 次后，检查一次患者口腔是否有异物。如果发现异物，立即将其取出；如无异物，继续反复进行。

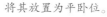
将其放置为平卧位。

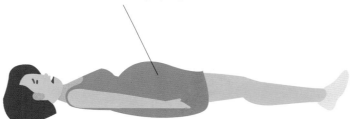

双手十指交叉相扣，掌根用力，并连续、快速、用力垂直向下冲击。

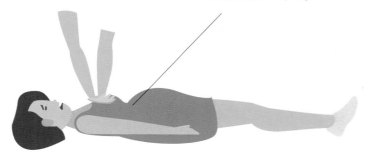

✗ 禁止这样做
· 按压时偏离胸骨。如果按压时偏离胸骨，会出现肋骨骨折的情况。

✓ 应该这样做
· 一般说来，妊娠 4 个月以下的女性，因为增大的子宫尚未超过脐部，所以挤压上腹部不会影响到子宫，救治手法可以同正常成年人一样。

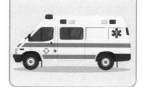

儿童海姆立克急救法

如果观察到孩子有躁动、憋气，口唇、甲床青紫，不能呼吸，以及用双手抓住颈部等表现，可能是异物卡喉，需要立刻进行海姆立克急救法。此方法适合 3~6 岁的儿童。在急救车到来之前，请按照以下方法对孩子进行施救。

站立位儿童急救法

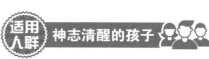
适用人群　神志清醒的孩子

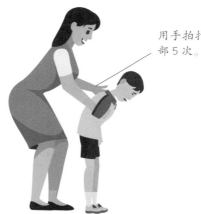

用手拍打背部 5 次。

❶ 让孩子向前弯腰，拍打其背部

让孩子向前弯下腰，抢救者一只手托住其胸部，另一只手用力拍打其双肩胛骨之间的背部 5 次。

❷ 清理口腔异物

检查孩子的口腔，用手指压住其舌根部，以看清异物，清理出可以看得见的异物。

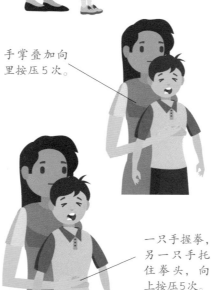

手掌叠加向里按压 5 次。

❸ 垂直向里按压胸部

如果拍背仍不奏效，就进行胸部按压。抢救者一只手掌根放在其胸骨下段，用另一只手压在手掌上，垂直向里按压 5 次，频率为 3 秒钟 1 次。再次检查口腔。

一只手握拳，另一只手托住拳头，向上按压 5 次。

❹ 向上按压腹部

如果胸部按压仍无效，就做腹部按压。一只手握拳，将拳头放在上腹部的中间、肋弓的下方，用另一只手托住拳头，向上按压 5 次后，检查其口腔。

症状判断

身体躁动

口唇、甲床青紫

不能呼吸

双手抓颈部

询问病情

询问孩子，或轻拍婴儿足底，看其是否能够发声

如果孩子点头或不能发声

继续询问其能否说话

拨打 120 急救

拨打急救电话

等待医护人员

❗ 注意

• 如果不能够掌握正确操作方法，不要在孩子身上采取不当的急救方法，否则有可能会造成伤害。

卧位儿童急救法

 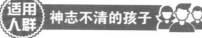

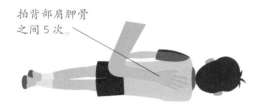

拍背部肩胛骨之间5次。

① 让孩子侧卧，拍打其背部

转动孩子的身体，抢救者侧向一边，用手在其背部肩胛骨之间拍打5次。

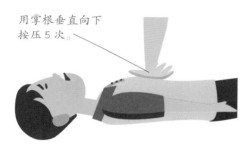

用掌根垂直向下按压5次。

② 用掌根按压孩子胸骨下端

将孩子的身体转成平卧位，手掌根部放在孩子的胸骨下段，垂直向下按压5次，频率为3秒钟1次，再检查口腔。

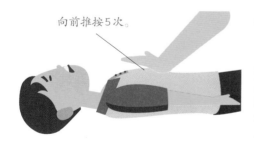

向前推按5次。

③ 用掌根按压孩子上腹中间

如果上述方法无效，坐在孩子身体的一侧，或骑跨在他的腿部上方，将手掌根部放在其上腹部中间低于肋弓处，向前推按5次，检查口腔，再做5次人工呼吸。

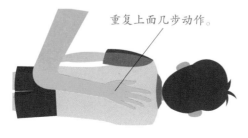

重复上面几步动作。

④ 如果阻塞物没有排除，则要继续以上步骤

如果阻塞物仍无法清除，继续上述方法，即拍背、按压胸部及腹部，检查口腔。

❌ 禁止这样做

- 直接用手抠。不要用手直接去抠异物，容易将异物推入气道，引发生命危险。
- 拍打后背和胸口。也不要大力拍打孩子的后背和胸口来进行催吐，这样的做法容易使孩子口中的异物下沉。
- 吞咽其他食物。此方法决不能使用在孩子身上，如果成功吞咽其他食物会造成肠道无法消化，可能导致胃肠病的出现，而且儿童的咽喉要比成人狭窄，若出现堵塞，容易出现窒息的情况，后果不堪设想。

✅ 应该这样做

- 并不是每个人都适合此种方法，在急救之前需要进行判断，并保持冷静。如果阻塞比较严重，已经不能呼吸，失去了反应，要立即拨打120呼叫救护车。

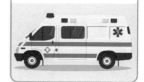

婴儿海姆立克急救法

　　家长看到婴儿将异物卡在喉咙里时，先观察婴儿的情况，如果症状较轻微且婴儿咳嗽时，可以鼓励婴儿将异物咳出；如果婴儿出现脸色发紫、呼吸困难等情况，一定要及时采取海姆立克急救法并拨打急救电话。

禁止这样做

- 直接拍打婴儿背部。这样做容易造成异物下滑，加重窒息。
- 用筷子捅。这样做会加重窒息。

应该这样做

- 如果婴儿意识丧失，且无呼吸和心跳，应立即对其进行心肺复苏术。

婴儿海姆立克急救法

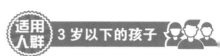

适用人群　3 岁以下的孩子

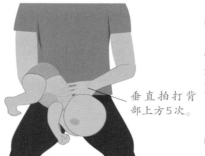

垂直拍打背部上方5次。

不要盲目地将手指伸进喉内。

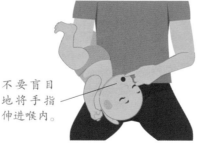

垂直向下按压5次，频率为3秒钟1次。

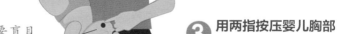

①　垂直拍打婴儿背部上方
　　家长将婴儿脸朝下，头部顺着前臂下垂，并用手托住其头部或肩膀，垂直拍打背部上方5次。

②　检查婴儿口腔，抠出异物
　　使婴儿的脸朝上，用一只手托住婴儿，另一只手检查其口腔内是否有阻塞物，有则用小指清理出来，但切记不要盲目地将手指伸进婴儿喉内。

③　用两指按压婴儿胸部
　　如果拍背无效，则用两个手指在婴儿胸骨中点的下段，垂直向下按压5次，频率为3秒钟1次，目的在于造成人为咳嗽，然后检查口腔。

④　立即拨打急救电话
　　重复以上步骤3遍，如果阻塞物仍无法清除，应立即拨打急救电话。

成人自救法

　　成人如果发生不完全性气道异物阻塞，并不会立即丧失意识。如果这时身边没有可以协助的抢救者，一定要在丧失意识前，即异物进入气道的 2~3 分钟，迅速进行自救。

成人站立位胸部冲击法

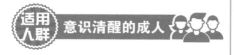

适用人群　意识清醒的成人

❶ 先用力咳嗽
先尝试用力咳嗽排出异物。

❷ 向后仰头
如果不成功，则取站立位姿势，向后仰头，使气道变直。

❸ 借助外力冲击腹部
快速将脐上 2 横指的部位抵在椅背、桌沿、护栏等硬质的物体上，快速用力连续向下冲击腹部数次，直到把异物排出。

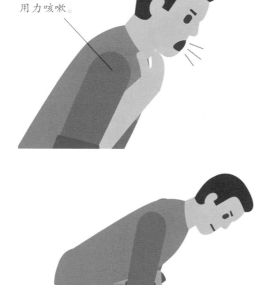

用力咳嗽。

快速用力连续向下冲击腹部。

 禁止这样做

· 用力按压胸腹部。力度使用不当可能给患者带来一定的伤害。尤其对老人，因其胸腹部组织的弹性和顺应性差，按压可能导致肋骨骨折，胸腔或腹腔内器官破裂、出血。

 应该这样做

· 如果短时间内找不到椅子，也可用桌子边缘、窗台边缘，或者任何凸起的柱状硬物，帮助排出异物。

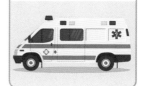

黄金 4 分钟，
救命的心肺复苏术

 心肺复苏术流程

评估现场环境
的安全性

判断患者有无
意识和呼吸

拨打
急救电话

将患者摆放成
平卧位

胸外按压

开放气道

人工呼吸

重新评估呼吸

成人心肺复苏术

　　心肺复苏的重要性在于能够挽救患者生命，当患者出现呼吸和脉搏消失、意识丧失的时候，如果能及时有效地进行心肺复苏术，就能够避免发生不可逆脑损伤，挽救患者生命。而根据年龄段的不同，进行心肺复苏术的具体操作也有所不同。一定要根据患者的具体情况实施正确的抢救，避免造成二次伤害。

成人心肺复苏术

 适用人群 呼吸、心搏骤停的成人患者

观察现场是否安全。

判断患者有无呼吸。

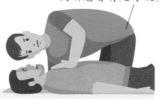

尽快进行心肺复苏术。

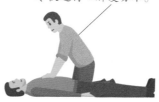

❶ 评估现场环境的安全性
　　发现患者倒地后，要先考虑自己、患者和旁人的安全，观察、了解整个现场的环境情况，确定现场是否安全。

❷ 判断有无意识和呼吸
　　双手轻拍患者的双肩，凑近患者的耳边大声呼喊，仔细观察其有无反应。除了应答反应，还需观察其有无肢体运动。如果无任何反应，应观察其胸部、腹部有无起伏，判断呼吸是否正常。

❸ 拨打急救电话
　　只有一位抢救者时，应立即高声呼救。如果抢救者有一位以上，其中一人应立即拨打急救电话，同时另一人开始对患者施行心肺复苏术。

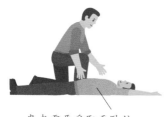

患者需要采取平卧位。

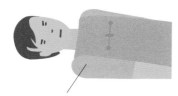

手掌根部放在两侧乳头连线的中点处。

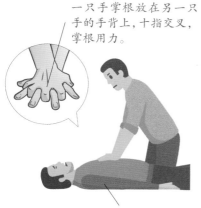

一只手掌根放在另一只手的手背上，十指交叉，掌根用力。

保证每次按压的方向垂直于胸骨。

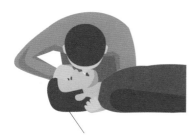

吹气时抢救者的嘴要严密包绕患者的嘴。

④ 将患者摆放成平卧位

抢救者应将患者摆成平卧位，再使其头、颈、肩、腰、髋在同一条直线上。

⑤ 胸外按压

1.抢救者身体正对患者两乳头，两肩正对患者胸骨上方。将一只手的掌根部放置在患者胸部正中，手掌根部放在两侧乳头连线的中点处。另一只手的掌根放在上一只手的手背上，两手十指交叉相扣，确定手指不会接触到肋骨。

2.以髋关节为支点，利用上半身的力量往下用力按压，两臂基本垂直，使双肩位于双手正上方，用力时关节不得弯曲，保证每次按压的方向垂直于胸骨。按压深度5~6厘米，压一下，松一下，待胸完全回弹、扩张后再进行下一次按压。

⑥ 口对口人工呼吸

抢救者的一只手放在患者前额，用拇指、食指捏住患者的鼻翼，使其嘴巴张开。抢救者用自己的嘴严密包绕患者的嘴，向患者嘴内吹气，直到其胸部鼓起，时间维持1~2秒；然后移开嘴，松开紧捏患者鼻翼的手指，待患者胸部回落。每按压30次，吹气2次，往复循环，直到患者恢复心跳和自主呼吸或救护车到场。

✕ 禁止这样做

• 晃动患者的头部，或使劲来回摇动其双肩。这样做可能会对患者造成伤害。呼唤患者时，只能以手掌拍肩，并掌握合适的力度，以免对脊柱损伤的患者造成二次伤害。

• 掌根离开患者的胸壁。这样做可能造成患者胸骨骨折。在进行胸外按压时，掌根始终不离开患者的胸壁，以保证每一次按压的位置准确。

✓ 应该这样做

• 按压的频率为每分钟100次（不超过每分钟120次），以该频率连续"按压—放松"30次，保持节奏均匀，按压和放松回弹的时间应该是相同的。

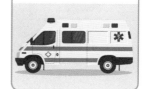

孕妇心肺复苏术

妊娠期心搏骤停是急诊科和产科临床最紧急的事件，发生率虽然非常低，但很容易导致母体或胎儿死亡。因此在孕妇需要心肺复苏时，应该遵循以下操作来确保孕妇及胎儿的安全。

单人操作心肺复苏术

适用人群　身边只有单人抢救的孕妇

> **！注意**
>
> ● 如果怀孕已超过 20 周，那么子宫和胎儿的重量便会压迫到位于右腹部的大血管，使下半身的血液难以顺利回流至心脏，全身血流量会因此降低 1/3~1/2，严重影响心肺复苏的效果。

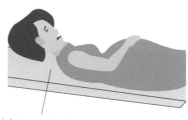

最好选择坚硬的平板。

① 选择坚硬安全的物体
最好选择坚硬的木板，或者任何较硬、安全的物体，然后让孕妇平躺在上面。

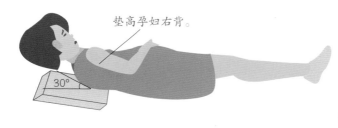

垫高孕妇右背。

30°

② 垫高孕妇右背部
如果只能一个人对孕妇实施心肺复苏术时，就要想办法将孕妇的右背部垫高 30°，使得孕妇胸以下呈半左侧卧位。

③ 抢救者用大腿帮孕妇加高
如果手边没有东西可以为孕妇垫高，抢救者可以跪在孕妇的身体右侧，把孕妇抱在自己的大腿上，用膝盖及大腿将孕妇的右背顶起约 30° 高。

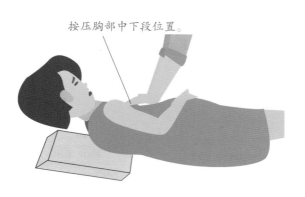

按压胸部中下段位置。

④ 按成人心肺复苏术操作
依照成人心肺复苏术的方法进行急救操作。需注意的是，对孕妇进行胸外按压的位置最好在胸骨中下段。

双人操作心肺复苏术

 适用人群 身边有多人抢救的孕妇

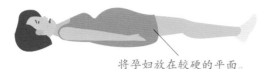

将孕妇放在较硬的平面。

1 将孕妇摆成平躺位

将孕妇摆放成复苏体位，并确定其平躺在较硬的平面上。

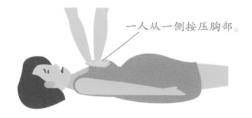

一人从一侧按压胸部。

2 一人从左侧进行心肺复苏术

一人跪在孕妇身体左侧，按照正常方法进行心肺复苏术的操作。

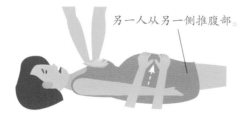

另一人从另一侧推腹部。

3 另一人将孕妇的腹部往左推

另一人跪在孕妇身体右侧，用手不断地将孕妇的腹部往左边推。

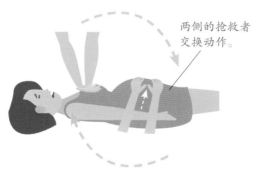

两侧的抢救者交换动作。

4 交替重复以上步骤

交换操作时，停止心肺复苏术的抢救者，可以接手推移腹部的任务，两人交替重复以上操作。

❌ 禁止这样做

• 选择毛毯、衣服等太软的物品将孕妇垫高。这样做起不到按压效果。

• 胸外按压时手掌重叠。这样会使手指按压到胸壁，力度过大容易造成骨折。手掌应交叉，仅掌根在胸部着力。

✓ 应该这样做

• 在对孕妇做心肺复苏时，一定要控制好时间。在孕妇出现窒息情况时，其血液中的含氧量就会受到影响，导致腹中的胎儿也出现缺氧的情况。因此一定要在限定的时间内做完心肺复苏。

• 孕妇在做完心肺复苏之后，需要采用侧卧的休息方式。

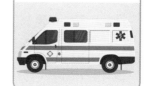

检查反应

询问
或者发出指令

⬇

一只手放在孩子的
肩膀上，轻轻拍打

有反应

初步检查伤势

⬇

按照严重程度
优先处理

⬇

监控并记录生命体征

⬇

直到救援人员到来
或孩子恢复正常

没反应

大声呼救

⬇

现场开放气管

⬇

实施心肺复苏术

❗ 注意

● 为孩子做心肺复苏时，最好用单手进行胸外按压，避免太用力按伤孩子。

1~8 岁儿童心肺复苏术

1~8 岁的孩子，心肺复苏术的流程与成人相似，但是因为孩子身体娇嫩，所以在具体实施时要注意几个方面，以防给孩子带来伤害。

1~8 岁儿童心肺复苏术

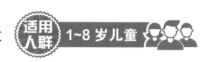

适用人群　1~8 岁儿童

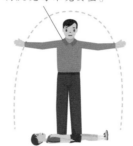

确认现场环境安全。

1 先急救，后打 120
首先确认现场环境安全，然后迅速判断孩子有无意识及呼吸，再立即请身边的人拨打 120。如果只有一个救护者，则要立即给孩子进行 5 组心肺复苏术，然后再拨打 120。

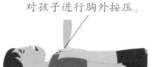

对孩子进行胸外按压。

2 胸外按压要注意手法与深度
给孩子做胸外按压时，最好用单手的掌根部位，按压孩子两乳头连线的中点处。按压的频率与成人相同，但按压的深度以孩子胸壁厚度的 1/3 为宜。

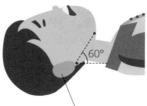

让孩子下颌角和耳垂的连线与仰卧平面呈 60°。

3 开放气道时后仰角度为 60°
孩子后脑的枕凸隆起比较高，一旦意识丧失，呼吸骤停，脖子前倾，更容易发生气道压迫，因此开放气道显得尤为重要。开放气道时，孩子下颌角和耳垂的连线与仰卧的平面呈 60° 为宜。

4 胸外按压与人工呼吸的比例为 15∶2
孩子的胸外按压与人工呼吸的比例为 15∶2，即每进行 15 次胸外按压，就进行 2 次有效的口对口人工呼吸。如此循环反复。

婴儿心肺复苏术

　　1岁以下的婴儿因为其生理状态与成人不同，因此在对其实施心肺复苏术时，要格外注意不能以成人的手法进行。

婴儿心肺复苏术

适用人群 1岁以下的婴儿

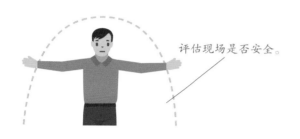

评估现场是否安全。

❶ 评估现场安全性
　　发现婴儿失去知觉后，首先确保急救环境的安全性，避免给孩子带来二次伤害。如有必要，先将婴儿移至安全地带。

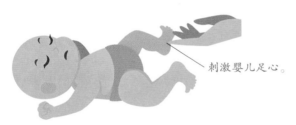

刺激婴儿足心。

❷ 判断婴儿有无意识
　　1.用手指对婴儿的足心进行适当的刺激，或者用手掌拍击婴儿的足底，同时呼唤其名字，观察婴儿是否啼哭、挣扎。

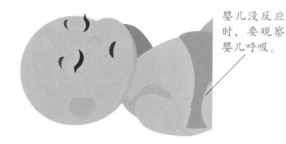

婴儿没反应时，要观察婴儿呼吸。

　　2.如果婴儿睁眼或啼哭，说明有意识。如果没有任何反应，观察其有无呼吸。如果无呼吸或呼吸不正常且肱动脉、股动脉无脉搏跳动，即可判断为心脏停搏。

　　3.确定婴儿心脏停搏后，立即开始实施心肺复苏术，同时大声呼救，请人迅速拨打120急救电话。

⚠ 注意

●发现婴儿失去知觉后，以"先急救，后拨打120"为急救原则。如果只有一个救护者时，依然先进行5组心肺复苏，再拨打120急救电话。挂断电话后，再接着进行心肺复苏术，直到婴儿的情况好转或医护人员到来。

操作顺序

评估现场
安全性

判断婴儿
有无意识

摆正体位

双指按压法

开放气道

口对口鼻人工呼吸

检查脉搏

注意

• 按压频率要比成
人稍快。

❸ 摆好体位
可以抱着婴
儿，用前臂支撑
婴儿的背部，用
手支撑婴儿的头
颈部，使婴儿的
头部轻微后仰，
并保持这个状态。

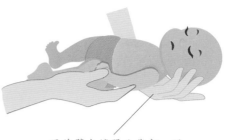

用前臂支撑婴儿背部，用
手掌支撑婴儿头颈部。

按压位置在两个乳头
连线中点下 1 横指。

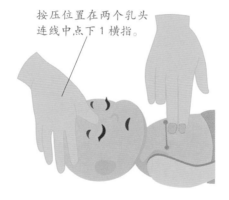

按压间隙手指不能离开
婴儿胸部。

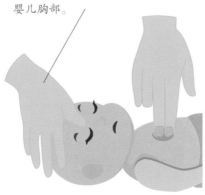

**❹ 胸外按压
——双指按压法**

1. 将一只手的食
指、中指并拢，指腹
垂直向下按压。

2. 按压的位置在
两乳头连线中点向下
1 横指处。按压时，要
确保没有按压到婴儿
的肋骨。

3. 按压到婴儿胸
部下陷1/3~1/2后放松，
但手指不能离开婴儿
的胸部，待其胸部充
分回弹后再进行下一
次按压，即按压时间
和放松时间应为 1:1。

4. 按压频率比成
人稍快，应在每分钟
100 次以上，一般为每
分钟 120~140 次。以此
频率重复按压 30 次。

⑤ 开放气道

1.用手指小心地清除婴儿口鼻内的可见阻塞物。

2.将一只手放在婴儿的前额，另一只手的一根手指托住婴儿的下颌，使头部轻微后仰。注意，下面的手指不要挤压到颌下的软组织，头部不要过度后仰，下颌角和耳垂的连线与婴儿仰卧的平面呈30°即可。

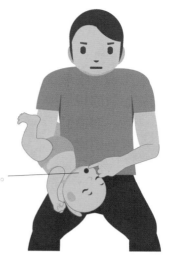

清除婴儿口腔异物。

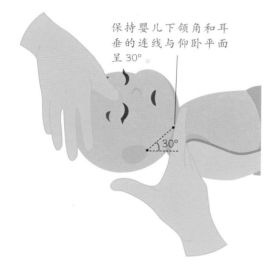

保持婴儿下颌角和耳垂的连线与仰卧平面呈30°。

30°

⑥ 口对口鼻人工呼吸

1.抢救者正常吸一口气，将嘴唇罩住婴儿的口鼻，形成密封。在1秒钟内将气体平稳地吹入婴儿的口鼻内，见其胸廓隆起即可。

2.抢救者的嘴离开，观察婴儿的胸廓是否下降。如果吹气时胸廓隆起，吹气结束后胸廓下降，就表明进行了1次有效的人工呼吸。应连续进行2次有效的人工呼吸。

⑦ 检查脉搏——触摸股动脉或肱动脉

以15:2的比例不断重复进行胸外按压和人工呼吸，检查婴儿脉搏是否恢复。

❌ 禁止这样做

· 用抢救成人的方法抢救婴儿，并且用手掌按压婴儿的胸部。婴儿身体脆弱，这样容易发生骨折。

· 按压时将婴儿仰卧摆放在柔软的垫子上。

✔ 应该这样做

· 如果现场有床，可以将婴儿以仰卧的姿势，放在较硬的床板上或其他平面上。

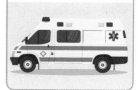

外伤急救，一定要按照步骤

一般来说，临床上外伤急救的四大步骤是止血、包扎、固定、搬运。而在具体实施急救的场景中，抢救者们需要注意的是，一旦患者受了外伤，如果现场环境危险，容易诱发二次伤害。此时要使患者和自己迅速安全地离开现场，避免再次受到伤害。在确定环境安全后，抢救者应对患者的病情进行评估，确定患者不需要进行心肺复苏术之后，才可以针对患者出现的出血、受伤情况，给予去除衣物、止血、包扎、固定和搬运的急救工作。

外伤急救预处理——脱除衣物

在日常生活中遇到事故需要急救时，为使伤口露出，做出正确的诊断或做适当的处理，有时需要脱下患者衣衫，尤其是出现严重创伤、烧伤、心搏骤停的情况，都是需要去除衣物的。

什么情况下应该去除衣物

• 有外伤者需要充分把伤口暴露出来以评估病情。

• 气道不通畅、呼吸受限。

• 需要进行心肺复苏术、电除颤等抢救操作。

• 衣服被毒物污染，或被呕吐物、血迹、污泥等沾染，或烧伤等情况。

• 医生需要充分观察胸部、腹部的活动情况。

• 需要进行各种治疗，比如穿刺、建立静脉通道、插管、导尿、骨折或外伤的清创、止血、包扎、固定。

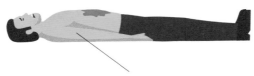

腹部受伤时，尤其需要把伤口暴露出来让医生评估。

去除外衣

手臂受伤时，扶住患者，先将其外衣滑至肩部，让健侧手臂弯曲后，从该侧先脱，然后再从受伤的手臂滑出脱下。受伤的手臂应该尽可能保持伸直。如果需要，可以将伤侧的衣袖沿缝合线剪开。

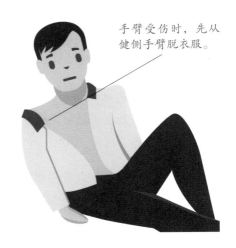

手臂受伤时，先从健侧手臂脱衣服。

去除长裤

检查伤势时，无须将长裤脱下，以免擦碰伤口。将长裤从腰部拉下，可以露出大腿。提起裤角，则可露出小腿和膝盖。如果需要，可以割开裤脚内侧的缝合线。

去除靴子或鞋子

一只手支撑住脚踝，另一只手解开或剪开鞋带，即可小心地脱下鞋子。如果穿着长靴，不要去解开它，用小刀沿着靴子后侧的缝合线将它割开。

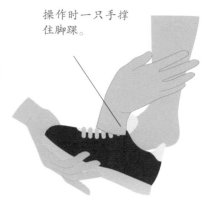

操作时一只手撑住脚踝。

去除袜子

从袜筒处缓慢、小心脱去。如果很难脱下，可以将拇指插入袜子和腿之间，略将袜子拉出，从拉开的袜口把它割开或剪开。

摘除头盔

是否应该卸除患者的保护头盔，要视当时的情形与患者的状况而定。最好让头盔留在他头上，只有在患者需要时，才应该卸除头盔，最好能由患者自己动手。如需他人卸除头盔，应根据头盔的不同类型采取不同的操作。

只遮盖头部的头盔，在需要卸除时，只要解开或剪断下颚的皮带，自头盔两侧施力，减除压力，就可以从后上方取下了。封住头部与脸部的头盔，只有在堵住呼吸、发生呕吐或有严重头部外伤时，才应该卸除。卸除时需要两个人合力比较安全，操作时一个人支撑住患者的头与颈，另一个解下头盔。但在大部分情况下，是否卸除头盔完全要看受伤的情况和抢救者的能力。

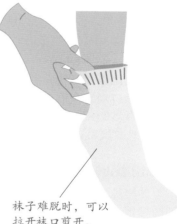

袜子难脱时，可以拉开袜口剪开。

 注意

• 急救时尽量不扰及患者，尽量不破坏对方的衣衫。如果需要脱掉患者的衣服，要注意保护患者隐私，应该视实际需要，尽量少脱。如果内衣太紧，譬如束腹，需要割开时，应该尽可能沿缝合处割开。

外伤急救第一步——止血

血液是维持生命活动重要的物质之一，出血的危险程度与破损血管的口径、出血速度成正比。成人全身总血量占自身体重的7%~8%，当出血量达到全身总血量的20%时，人就会休克；出血量达到总血量的40%时，随时会危及生命。

因此，对于外伤的现场急救，第一步也是最重要的一步，便是及时止血。

出血类型

在了解止血方法之前，最好对出血类型和特点，以及出血的位置有明确的了解。

毛细血管出血止血法

一般出血量较小，通常用碘酒和酒精对伤口周围皮肤消毒后，在伤口盖上消毒纱布或干净的手帕、布片，用绷带扎紧就可止血。

静脉出血止血法

一般静脉出血流动缓慢，用碘酒和酒精消毒伤口周围皮肤后，在伤口盖上消毒纱布或干净的手帕、布片，用绷带扎紧就可止血。此外，可采取抬高患处以减少出血、加压包扎等方法加速止血。

动脉出血止血法

如果受伤的血管比较小，可以局部加压包扎，一般都可以止血。如果加压包扎不成功或者血管比较大，必须要在伤口的近端肢体用绑带捆扎或者用止血带捆扎，从而阻断伤口近端的动脉血流，达到止血的目的。

出血类型及特点

✓ **毛细血管出血**

　　血色： 由红转暗。

　　流出特点： 点状、片状渗血。

　　危险性： 加压包扎止血即可。

✓ **静脉出血**

　　血色： 暗红。

　　流出特点： 缓缓流出。

　　危险性： 大静脉损伤，出血量大，必须立即止血。

✓ **动脉出血**

　　血色： 鲜红。

　　流出特点： 喷射状。

　　危险性： 出血量大，易合并出血性休克，必须立即止血。

出血的部位

外出血
可从体表见到流出的血液。

内出血
体表见不到血液流出，或从气道、消化道、尿道排出血液；完全看不到任何流血时，可能是情况危急的颅内血肿、肝脾破裂等。

皮下出血
一般见于外界暴力作用于身体，体表见不到血液，但可看见皮肤青紫，或显著隆起，即血肿。

止血方法及步骤

外伤后的止血方法，一般有加压包扎止血法、填塞止血法、指压动脉止血法、止血带止血法等，需要根据患者情况灵活应用，以免患者因失血过多导致休克。

加压包扎止血法

加压包扎止血法适用于静脉出血、毛细血管出血。其具体做法是在伤口盖无菌敷料后，再将厚纱布、棉垫置于无菌敷料上面，然后再用绷带、三角巾等适当增加压力包扎，直到停止出血。

填塞止血法

填塞止血法多用于伤口较深或伴有动脉、静脉严重出血者，或用于不能采取指压止血法、止血带止血法的出血部位。此方法是将纱布塞入腔内，外用无菌纱布包扎绷带加压固定，通过适当的压力而使破裂的微小血管收缩，起到止血的效果。

 注意

使用加压包扎止血法时，应对伤口周围的皮肤消毒。也可用清水冲洗。

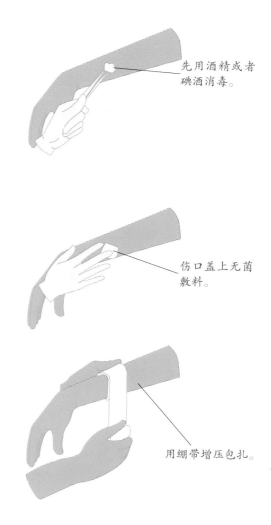

先用酒精或者碘酒消毒。

伤口盖上无菌敷料。

用绷带增压包扎。

 注意

• 包扎完几分钟之后，要及时检查肢体情况。如果伤口附近出现青紫、肿胀，说明包扎过紧，应重新调整松紧度，以免造成肢体坏死、神经损伤等不良后果。

指压动脉止血法

指压动脉止血法是一种临时的急救方法，一般用于动脉出血的止血。但因为动脉出血往往情况异常紧急，且动脉被压闭合后会导致供血中断，有可能导致肢体损伤甚至坏死，因此该方法不宜长时间使用。

面部出血

抢救者用一只手固定患者头部，另一只手的拇指压在下颌角前上方约 1.5 厘米处（咀嚼肌下缘与下颌骨交接处）的面动脉搏动点上，向下颌骨方向垂直压迫，其余四指托住下颌。

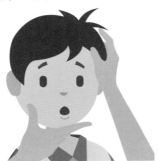

压迫面动脉搏动点。

头顶部出血

抢救者用一只手的拇指垂直压迫患者耳屏（俗称"小耳朵"）上方 1~2 厘米处的颞浅动脉搏动点。

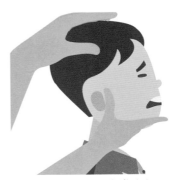

压迫颞浅动脉搏动点。

枕后出血

抢救者用一只手的拇指压迫患者耳后乳突下稍外侧的枕动脉搏动点。

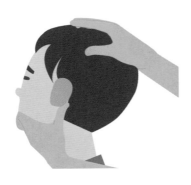

压迫枕动脉搏动点。

颈动脉出血

用拇指在甲状软骨、环状软骨外侧与胸锁乳突肌前缘之间的沟内搏动处，向颈椎方向压迫，其余四指固定在患者的颈后部。不得同时压迫两侧颈动脉，以免造成脑缺血坏死，且压迫止血时间也不能太久。

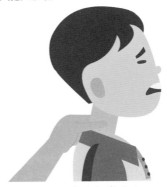

压迫沟内搏动处。

肩部、腋窝或上肢出血

抢救者用一只手的拇指在患者锁骨上凹陷处向下，垂直压迫锁骨下动脉搏动点，其余四指固定住患者肩部。

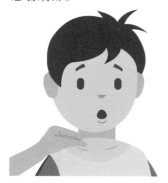

压迫锁骨下动脉搏动点。

手部大出血

抢救者双手拇指分别垂直压迫患者腕横纹上方两侧的尺动脉、桡动脉搏动点。

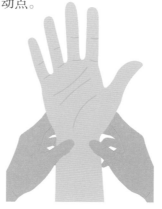

压迫尺动脉、桡动脉搏动点。

手指出血

抢救者用拇指、食指压迫患者指根两侧的指动脉搏动点。

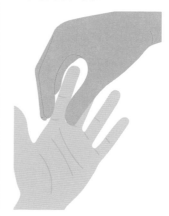

压迫指根两侧的指动脉搏动点。

下肢大出血

抢救者用双手拇指或掌根重叠放在患者腹股沟韧带中点稍下方，即大腿根部股动脉搏动处，用力垂直向下压迫。

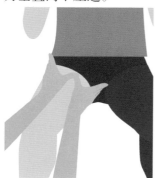

压迫大腿根部股动脉搏动处。

小腿出血

抢救者用拇指在患者腿部腘窝横纹中点动脉搏动处垂直向下压迫。

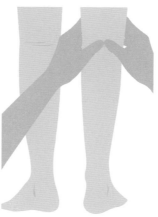

压迫腿部腘窝横纹中点动脉搏动处。

足部出血

抢救者用一只手的拇指垂直压迫患者足背中间近脚踝处，同时另一只手的拇指垂直压迫患者足跟内侧与脚踝之间的位置。

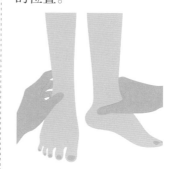

压迫足背，同时压迫足跟内侧和脚踝之间。

 注意

- 压迫的力度以能止血为度，太过用力有可能造成神经损伤。
- 控制住出血后，要立即根据具体情况换用其他有效的止血法。

止血带止血法

止血带止血法适用于四肢大动脉出血，常用的有绞紧止血法、橡皮管止血法等。操作方法是在出现伤口时，用止血带包扎住伤口的近心端，血流就会逐渐减少。也可以在伤口处用大量的敷料进行覆盖，然后用止血带将敷料处进行包扎，这样也可以起到止血的效果。

 注意

• 不能直接在皮肤上绑止血带，可以在皮肤表面选择三角巾或者小纱布做衬垫，以免止血带直接压迫造成皮肤损伤。
• 扎止血带时，要注意记录扎止血带的时间和位置。注意扎一次不要超过 30 分钟，每隔 30 分钟松开止血带半分钟（根据出血情况而定），避免长期扎止血带造成缺血性坏死等不良后果。
• 松解之后，在比原扎位置稍低的位置重新扎止血带，扎止血带的总时间不宜超过 3 小时。

橡皮管止血时，要先垫纱布等软布。

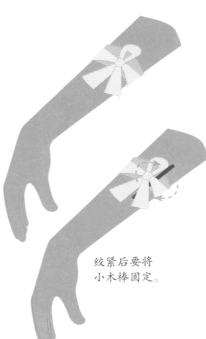

绞紧后要将小木棒固定。

橡皮管止血带

先在准备绕扎的部位垫纱布、毛巾等软布，用左手拇指、食指和中指捏住橡皮管的一端，右手将橡皮管拉紧绕肢体 1 圈后压住另一端；再绕肢体 1 圈后，将右手拿着的一端放入左手食指、中指之间，由食指、中指夹着橡皮管末端，向下拉并固定即可。

布性止血带

布性止血带就是用绷带、毛巾、布条等代替止血带。先在准备绕扎的部位缠绕 1 圈，在下面交叉作为衬垫，再缠绕 1 圈，在上方交叉，并打个结；将一个小木棒插入结中，顺时针方向旋转、绞紧，边绞边看出血的情况，以停止出血为度；最后将小木棒固定好即可。

外伤急救第二步——包扎

包扎的目的是保护伤口、减少污染、限制活动、减轻疼痛、固定敷料及药品、加压止血、促进组织液的吸收或防止组织液流失，支托患肢，以促进静脉回流。因此，在进行急救时，包扎动作要轻巧、迅速、准确，避免给患者带来二次伤害。

 注意

有的伤口根本不需要包扎。如果受伤程度较轻，伤口位于基本不会碰到水或不易被衣物摩擦到的位置，又或是伤处裂口能自行愈合，最好不要管它。如果伤口没有自行愈合，可以使用创可贴以收窄裂口。

包扎材料

常见的包扎材料有绷带和三角巾，这两者都可以在家中常备，以防不时之需。如果现场没有材料，也可就地取材，用毛巾、布料、手绢、衣服、床单被罩等代替。

三角巾包扎法

头巾式包扎法

先将三角巾底边的中点放在眉间上部，顶角经头顶垂向枕后；再将底边经左右耳上向后拉紧，在枕骨交叉，并压住垂下的枕角再交叉，绕耳上到额部拉紧打结；最后，将顶角向上掖，也可用安全针或胶布固定。

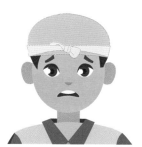

头巾式包扎法。

脑组织膨出包扎法

遇有脑组织从伤口膨出，不可压迫包扎。要先用大块消毒湿纱布盖好，然后再用纱布卷成保护圈，套住膨出的脑组织，再用三角巾包扎。

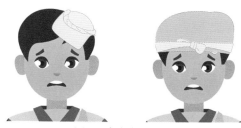

脑组织膨出包扎法。

下颌包扎法

将三角巾折成三指宽带形，取1/3处托住下颌，长端经耳前头顶至对侧耳前上方与另一端交叉，然后绕过前额、枕骨于对侧打结。

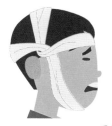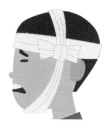

下颌包扎法。

单眼包扎法

　　将三角巾折成四指宽的带状巾，以 2/3 向下斜放在伤眼上，将下侧较长的一端经枕骨绕到额前压住上侧较短的一端后，长端继续沿着额部向后绕至健侧颞部，短端反折环绕枕骨至健侧颞部与长端打结。

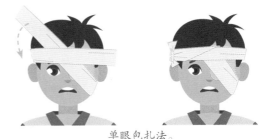

单眼包扎法。

双眼包扎法

　　将三角巾折叠成三指宽带状，中段放在头后枕骨上，两旁分别从耳上拉向眼前，在双眼之间交叉，再持两端分别从耳下拉向头后枕骨下部打结固定。

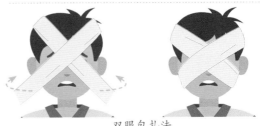

双眼包扎法。

胸背部包扎法

　　伤在右胸，就将三角巾的顶角放在右肩上，然后把左右底角从两腋窝拉到背后（左边要长一些）打结。再把顶角拉过肩部与双底角结系在一起，或利用顶角小带与其打结。如果是左胸，就把顶角放在左肩上。伤在左背和右背也和胸部一样，不过其结应打在胸前。

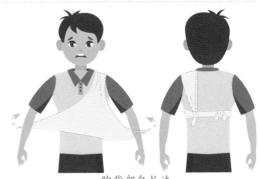

胸背部包扎法。

肩部包扎法

　　将一条三角巾的夹角对着伤侧颈部，巾体紧压伤口的敷料，底部包绕上臂根部打结，然后另一条三角巾底部两角分别经胸、背拉到对侧腋下打结固定。

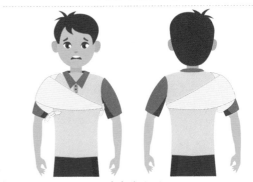

肩部包扎法。

 注意

· 伤口感染严重可能会引起破伤风。如果患者在过去 10 年都没有注射过破伤风疫苗，应及时就医补种疫苗。

腹部包扎法

　　把三角巾横放在腹部，将顶角朝下，底边置于脐部，拉紧底角围绕至腰后打结，顶角经会阴拉至臀部上方，用底角余头打结。此法也可包扎臀部，不同的是顶角和左右两底角在腹部打结。

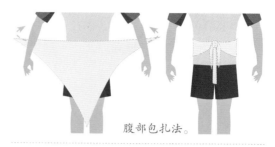

腹部包扎法。

手部包扎法

　　将伤手平放在三角巾中央，手指指向顶角，底边横于腕部，再把顶角折回拉到手背上面，然后把左右两底角在手掌或手背交叉后绕到手腕的左右两侧缠绕打结。

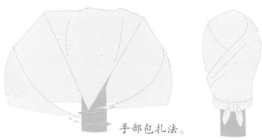

手部包扎法。

上肢包扎法

　　此法用于上肢大面积损伤，如烧伤等。将三角巾一底角打结后套在伤手上留余头稍长为备用。另一底角沿手臂后侧拉到对侧肩上，顶角包裹患肢，前臂曲至胸前，拉紧两底角打结，并起到悬吊作用。

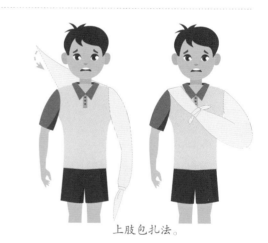

上肢包扎法。

肘部、膝部包扎法

　　肘部、膝部包扎法。根据伤情把三角巾折叠成适当宽度的带状，将其中段斜放在伤部，两端于膝（肘）后交叉，一端向上，另一端向下，分别压住上下两边，环绕包扎，在膝（肘）后打结，呈"8"字形。

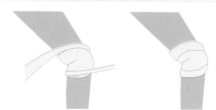

肘部、膝部包扎法。

 注意

　　• 如果手部伤口出现肿胀，不要佩戴如戒指、手表或其他可能影响伤口愈合的环状物。

大腿根部包扎法

把一条三角巾的顶角和底边中部（稍偏于一端）折叠起来，以折叠缘包扎大腿根部，在大腿内侧打结。另一条三角巾两底角向上，一前一后，后角比前角要长，分别拉向对侧，在对侧髂骨上缘打结。

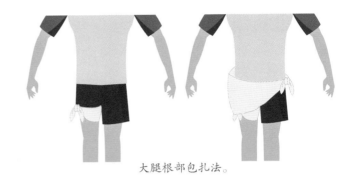

大腿根部包扎法。

绷带包扎法

头部回返包扎法

在前额至枕骨缠绕两圈固定，然后从中线开始，向左右两侧做前后返折包扎，最后在前额绕枕骨包扎两圈固定。

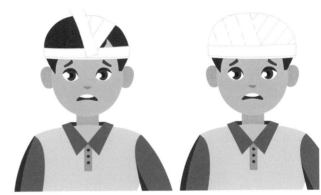

头部回返包扎法。

单眼包扎法

在鼻根部健侧先置一条上下斜行的短绷带或纱布条，并在患侧耳周垫以棉垫或纱布，以免包扎时压迫耳郭。绷带自额部开始先环绕前额和枕骨两圈，继而斜经头后绕至患侧耳下并斜行向上经同侧颊部、眶下至鼻背。如此环绕数圈，每圈覆盖前一层绷带的1/3~1/2，直至包扎妥善为止。将留置的短绷带或纱布条打结收紧，以裸露健侧眼睛。

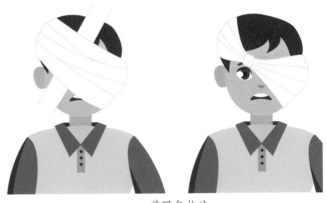

单眼包扎法。

 注意

• 如果用纱布或绷带包扎，伤口变干之后就要移除纱布或绷带。

双眼包扎法

将绷带中段放在头后枕骨上，两旁分别从耳上拉向眼前，在双眼之间交叉，再持两端分别从耳下拉向头后枕骨下侧打结固定。

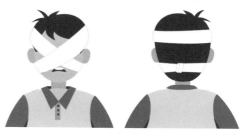

双眼包扎法。

尖锐异物刺入体内的包扎法

尖锐异物包括匕首、钢筋、铁棍等物体。尖锐异物刺入胸背部，易伤及心脏、肺、大血管；刺入腹部，易伤及肝、脾等器官；刺入头部，易伤及脑组织。异物刺入体内后，切忌拔出异物再包扎。因为这些异物可能刺中重要器官或血管，如果把异物拔出，会造成出血不止。

正确的包扎方法是先将两块棉垫或替代品安放在异物显露部分的周围，尽可能使其不摇动，然后包扎固定，使刺入体内的异物不会脱落。还可制作环形垫用于包扎，避免压住伤口中的异物。搬运中，千万不要挤撞伤处。

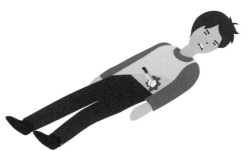

尖锐异物刺入体内包扎法。

腹部内脏脱出包扎法

当腹部受到撞击、刺伤时，腹腔内的器官如结肠、小肠脱出体外，不要将其压塞回腹腔内，而要采用特殊的方法进行包扎。先用大块的纱布覆盖在脱出的内脏上，再用纱布卷成保护圈，放在脱出的内脏周围，保护圈可用碗或皮带圈代替，再用三角巾包扎。患者取仰卧位或半卧位，下肢屈曲，尽量不要咳嗽，严禁饮水进食。

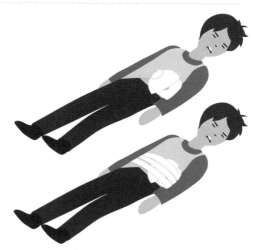

腹部内脏脱出包扎法。

 注意

• 伤口痊愈过程可能长达 30 天。开始的几天伤口可能会发炎，能感觉到伤口疼痛及肿胀。在此之后，伤口便开始结痂。伤口愈合时间的长短取决于受伤程度，受伤严重的话，伤口就需要更长的时间痊愈。

外伤急救第三步——固定

　　急救固定是抢救生命、保护患肢较为简单而有效的方法，有效的固定可以防止骨折部位移动，减轻患者痛苦，预防骨折带来的并发症。此外，正确的固定还便于在后续的运送过程中，减少患者的痛苦并避免加重伤情。固定采用的材料十分灵活，除了三角巾、绷带、胶布、棉花等包扎衬垫材料，木板、铁丝架、木棒、竹片等都可就地取材，加以利用。

上臂的固定

　　• 患者手臂屈肘 90°，用两块夹板固定伤处，一块放在上臂内侧，另一块放在外侧，然后用绷带固定。
　　• 如果只有一块夹板，则将夹板放在外侧加以固定。固定好后，用绷带或三角巾悬吊患肢。
　　• 如果没有夹板，可先用三角巾将患肢固定于胸廓，再用三角巾将患肢悬挂胸部。
　　• 还可以将上臂固定在躯干上，屈肘 90°，再用小悬臂带将前臂悬吊胸前。

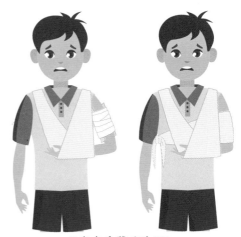

让患者手臂屈肘 90°。

手指的固定

　　利用雪糕棍或短筷子做小夹板，再用两片胶布做黏合固定。若无固定棒棍，可以把伤指黏合、固定在健指上。

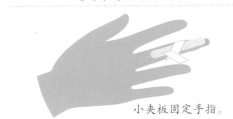

小夹板固定手指。

锁骨的固定

　　• 单侧锁骨骨折固定：将前臂悬吊于胸前。
　　• 双侧锁骨骨折"T"形夹板固定：预先做好"T"形夹板。用"T"形夹板贴于背后，在两腋下与肩胛部位垫上棉垫，再将腰部扎牢，最后固定两肩部。

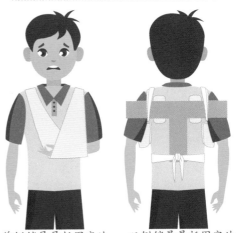

单侧锁骨骨折固定法。　　双侧锁骨骨折固定法。

前臂的固定

1. 患者手臂屈肘 90°，用两块夹板固定伤处，分别放在前臂内外侧，再用绷带缠绕固定。

2. 固定好后，用绷带或三角巾悬吊患肢。

3. 如果没有夹板，先用一条三角巾将患肢悬挂胸前，后用另一条三角巾将患肢固定于胸廓。三角巾上放杂志或书本，前臂置于书本上也可以固定。

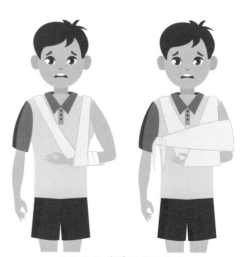

没有夹板可以用书本支撑。

肘关节的固定

当肘关节弯曲时，用两块带状三角巾和一块夹板把关节固定。当肘关节伸直时，可用一卷绷带和一块三角巾把肘关节固定。

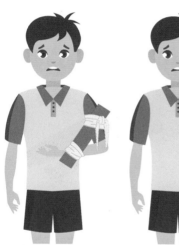
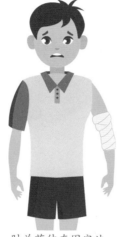

肘关节弯曲固定法。　　肘关节伸直固定法。

桡骨、尺骨骨折固定

用一块合适的夹板置于患肢下面，用带状三角巾或绷带把患肢和夹板固定，再用一条燕尾式三角巾悬吊患肢，最后用一条带状三角巾的两底边分别绕胸背于健侧腋下打结固定。

此方法与前臂固定法相似。

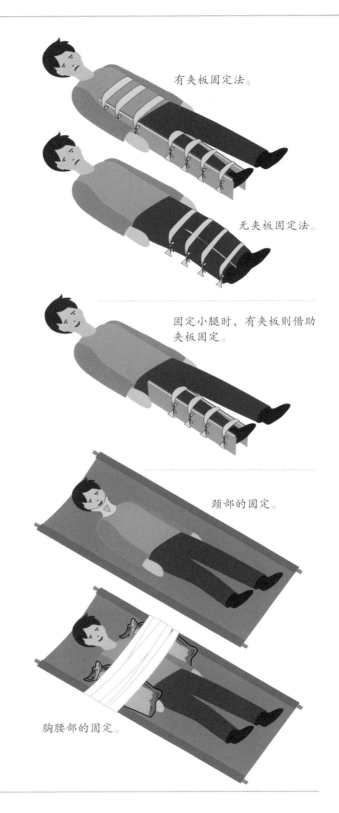

有夹板固定法。

无夹板固定法。

固定小腿时，有夹板则借助夹板固定。

颈部的固定。

胸腰部的固定。

大腿的固定

• 将伤腿伸直，外侧夹板长度上至腋窝，下过足跟，内侧夹板放在大腿内侧，再用绷带或三角巾固定。

• 如无夹板，可利用另一未受伤的下肢进行固定。

小腿的固定

• 将伤腿伸直，外侧夹板长度上过膝关节，下过足跟，另一块夹板放在小腿内侧，再用绷带或三角巾固定。

• 如无夹板，可利用另一未受伤的下肢进行固定。

脊椎的固定

• **颈部的固定**：用颈托固定，或用硬纸板、衣物等做成颈托而起到临时固定的作用。

• **胸腰部的固定**：胸腰部用沙袋、衣物等放至身体两旁，再用绷带固定在担架上，停止身体移动。如果怀疑患者脊椎损伤，切忌扶患者行走或躺在软担架上。

外伤急救第四步——搬运

常用搬运器材有帆布担架、铲式担架、救护车担架、折叠式楼梯、搬运椅、脊柱固定板、木板、床单等。如果现场条件有限，则使用徒手搬运的方法。搬运时，要注意安全，不要给患者造成二次伤害。

搬运的注意事项

动作轻稳、协调一致；注意脊椎损伤的特殊搬运；不同伤情不同搬运；严密观察伤情；处理危及生命的情况应先止血、固定，再搬运。

单人搬运

扶持

抢救者站在患者身体一侧，将其靠近自己一侧的上肢绕过自己的颈部，用手握住患者的手；另一只手绕到患者背后，扶住其腰部或腋下，搀扶其行走。此方法仅适用于伤势不重、下肢无骨折、意识清醒能步行的患者。

背负

抢救者背向患者蹲下，让患者的双手绕到自己胸前交叉放置，再抓住患者的大腿慢慢站起来。此方法适用于老幼、体轻、神志清醒的患者，不适用于脊椎或四肢骨折的患者。

拖行

抢救者双手分别放在患者双侧腋下或两踝，将患者拖走；也可将患者的衣服纽扣解开，把衣服拉至头上，然后拉住衣领将患者拖走，以保护患者的头部；还可以将患者放置于被褥、毯子上，抢救者拉着被褥、毯子的两角将患者拖走。此方法适用于体重较大的患者，或力气较小的抢救者。

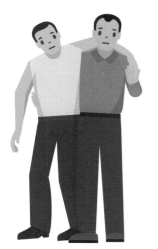

搀扶患者行走。

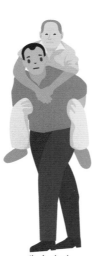

背负患者。

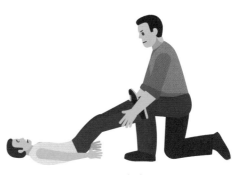

拖行患者。

两人搬运

双手、四手座

双手座

　　两名抢救者面对面站在患者两侧，分别将一侧的手伸到患者背后，并抓紧患者腰带，让患者的两臂绕过两名抢救者的颈部；两名抢救者将各自的另一只手伸到患者的大腿下面，并握住对方的手腕。两名抢救者同时站起，先迈外侧腿，保持步调一致。

四手座

　　两名抢救者各自用右手握住自己的左手腕，再用左手握住对方的右手腕，让患者坐在抢救者相互紧握的手上，同时两臂分别绕过两名抢救者的颈部或扶住肩部。两名抢救者同时起立，先迈外侧腿，保持步调一致。

　　这两种方法适用于意识清楚的体弱者。

前后扶持

　　两名抢救者一人在患者背后，一人两臂从患者腋下通过，环抱其胸部，将患者的两臂交叉在胸前；另一人背对患者，站在患者两腿之间，抬起患者的两腿。两名抢救者一前一后、步调一致地行走。此方法适用于意识不清者。需注意的是，脊柱和四肢骨折的患者严禁使用此法。

 注意

·切勿擅自搬运脊柱损伤患者。

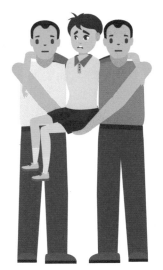

双手座搬运法。

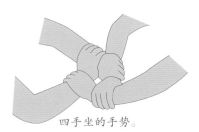

四手坐的手势。

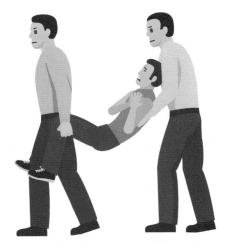

两名抢救者一前一后、步调一致。

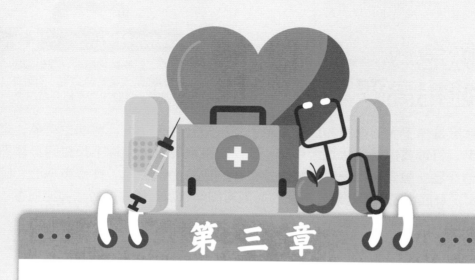

第 三 章

突发急症，
抢救速度一定要快

　　生活中常见的突发急症，虽然可能不会危及生命，但是抢救不及时、方法不正确，都可能会使原本不致命的疾病加重，甚至导致死亡。本章列举了多个生活中常见的急症和抢救方法，以及日常的预防事项，希望读者在了解这些突发疾病的同时，学会在面对疾病突发状况时保持冷静，并掌握一些科学合理的急救方法。

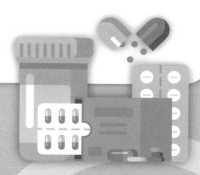

昏厥急救，
迅速抬高双下肢

昏厥是由于大脑暂时的供血不足引发的短暂性无应答，可能由疼痛、过度疲劳、饥饿或情绪起伏过大引起，或是在高温等恶劣条件下长时间身体静止不动导致。患者会因一时失去维持身体的肌张力而倒地，并伴有恶心、呕吐、出汗及面色苍白等表现。严重的昏厥可能伴脑功能损害，如脑神经损害、肢体瘫痪等。

昏厥常见的类型

导致昏厥的原因复杂，一般可分为以下几种类型。

昏厥类型及具体原因

昏厥类型	具体原因
单纯性昏厥	可由过度疲劳、精神刺激、疼痛、天气闷热等原因引起
直立性低血压	多见于老人或久病常卧者，经常在突然站立或蹲下再站起来时发生。发作时，血压突然下降或眼前发黑
低血糖性昏厥	多由饥饿、营养不良或因糖尿病患者未及时根据饮食情况调整用药引起
心源性昏厥	心排血量突然降低，引起急性脑缺血发作而导致昏厥
脑源性昏厥	脑血管病变、痉挛、被挤压，引起突然性脑供血不足而导致昏厥

⚠ • 昏厥往往有征兆，比如会出现面色苍白、出冷汗、全身乏力、头晕、心慌、恶心等症状。此时若立即坐下或躺下休息，则症状常能缓解。

昏厥发作时如何急救

多数患者因血压下降造成短暂意识丧失，倒地之后血压会逐渐恢复正常，神志也随之恢复，所以大多数昏厥不需要治疗。但是有些严重性的昏厥，不能立即恢复正常，往往需要旁人救助。

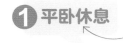
① 平卧休息

让患者平躺，迅速将双下肢垫高，以促进脑部血液供应。

将下肢垫高约30°。

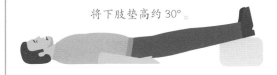

立即检查患者的呼吸和脉搏，解开患者衣扣和腰带，并确保气道通畅。

② 确保呼吸通畅

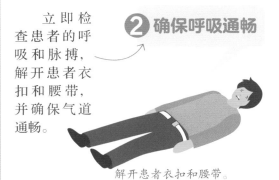

解开患者衣扣和腰带。

什么原因会诱发昏厥

誘发昏厥的原因有很多，如体位的突然变化、剧烈的咳嗽、器质性心脏病、脑部疾病、内科疾病等。颈椎病、外力撞击也会导致短暂的昏厥现象。

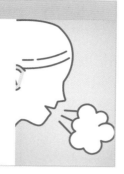

日常如何预防昏厥

避免长时间站立、情绪激动、过度劳累、过量饮酒及饥饿等情况。此外，还有以下 3 点需注意。

生活有规律，不要过度熬夜，不要暴饮暴食、三餐不规律

人体生物钟有规律地运转是预防疾病的关键。

厕所或浴室地板上覆盖橡皮布，卧室铺地毯

老人昏厥发作的危险之处，主要在于晕倒后头部受伤和肢体骨折。所以要在容易摔倒的地方做好保护措施。

积极锻炼，饮食做到营养均衡

营养失调、脑部供血不足也是引发昏厥的重要原因。

❸ 设法让患者清醒

向患者面部喷洒少量凉水或在额头上用湿凉毛巾冷敷。

湿冷毛巾敷额头。

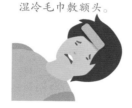

❹ 紧急处置或就医

出现心源性晕厥等情况严重者，应立即呼叫救护车，并密切关注患者生命体征。当患者呼吸、心跳停止时，应马上给予胸外按压。

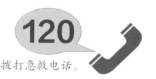

120

拨打急救电话。

ⓘ 注意

• 不要掐人中。患者昏迷时有可能伴有呕吐物，此时如果用拇指指甲掐人中，其他四指会自然地在下巴处用力，就会使得患者嘴巴紧闭，有可能造成气道阻塞，使患者窒息缺氧而危及生命。另外，对牙齿松动或戴假牙的老年人采用掐人中的方法，可能会造成牙齿脱落，掉入气道中导致窒息。

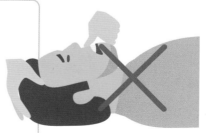

昏厥时不要掐人中。

猝死，黄金急救 4 分钟

　　猝死具有意外性和突然性，判断标准是意识丧失、呼吸停止、心脏停搏。急救中所说的猝死，不是指机体的真正死亡，而是指一个人突然发生了心搏骤停，进而造成生命体征消失的现象。

判断患者病情

　　猝死前会伴有短时间的剧烈胸痛、严重呼吸困难、突发性心悸、眼前发黑、头晕、胸闷等症状，还有一些患者猝死前会伴有癫痫发作。

猝死分类及具体原因

猝死分类	具体原因
心源性猝死	心脏原因导致的患者突然死亡。这类患者通常是患有心脏相关病史或潜在性心脏病，会在 1 分钟到几分钟内突发死亡
非心源性猝死	主要包括呼吸系统疾病，如肺梗死、支气管哮喘，以及神经内科疾病的脑卒中等

• 猝死发生前有些患者无任何先兆，会在睡眠中安静死去，也有些患者可发出异常鼾声。

猝死发作时如何急救

　　相关统计数据表明，猝死患者复苏的黄金时间为 4~6 分钟。最好在 4 分钟内恢复脑部的血液供应，否则患者的大脑就会因缺血、缺氧而出现不可逆的损伤，甚至死亡。综上来看，对于猝死患者的发现和抢救应越快越好。

1 呼叫患者

　　在患者耳边呼喊对方的名字，查看对方是否有反应。

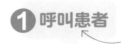

查看患者有无反应。

2 寻求帮助

　　呼叫旁边的人，请求拨打 120 急救电话。如果周围有 AED，则快速取来使用。

立即拨打急救电话。

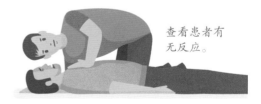

120

什么原因会诱发猝死

情绪波动过大常会诱发心源性猝死。生活压力过大、过度劳累和长期熬夜等不良生活作息会导致高血压、冠心病等多种疾病，并增加心律失常、血管痉挛的风险，从而诱发猝死。

猝死后多久会醒来

如果心脏骤停后 4~6 分钟，最晚在 6 分钟内及时进行抢救并且成功，那么患者可能几小时就会恢复意识。但是如果抢救的时间比较晚，或者过程比较长，导致脑组织缺氧过多，那么昏迷时间可能比较长，甚至无法醒来。

❸ 实施心肺复苏术

查看患者的呼吸、脉搏，决定是否开放气道、实施胸外按压、口对口人工呼吸。

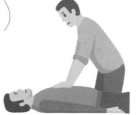

查看患者有无呼吸、脉搏。

❹ 使用 AED

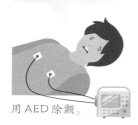

用 AED 除颤。

检查心律，如有必要，开始使用 AED 除颤。使用 AED 后，接下来的操作根据 AED 提示进行，直至患者苏醒，或医护人员到来。

日常生活如何预防猝死

普通人预防猝死，需要改掉各种不良的生活习惯，在饮食、睡眠、情绪管理、运动等方面养成良好的习惯，并定期做体检。即使不能完全避免猝死，也可以降低猝死的概率。

合理作息，避免过度劳累

过度疲劳有可能造成心脏骤停，发生猝死。因此要劳逸结合，合理安排作息。

注意控制体重，降低血脂

肥胖、高脂血症是诱发冠心病的高危因素，同时也容易导致心源性猝死的发生。所以要积极控制体重，降血脂，合理膳食。

AED 使用方法

1. 打开 AED 的盖子，按下电源键，按照提示音进行操作。

2. 取出电极片，将电极片一张贴于患者右胸上部，另一张贴于左侧乳头外侧。

3. 将电极片的插头插入 AED 的主机插孔内。

4. 确保没有任何人触碰患者，等待 AED 自动分析患者心律。如果检查到"室颤"，AED 会自动充电。

5.AED 充电完成后，要迅速按下除颤键。

6. 一次除颤结束后，如果患者没有恢复正常心律，等待 AED 重新分析心律，并依提示操作。

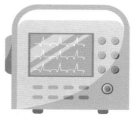

癫痫发作，
往嘴里塞东西不可取

　　癫痫是一种慢性反复发作的神经系统疾病，当脑细胞过度兴奋、快速发放杂乱无章的电信号时，便会导致癫痫发作。该病不仅对患者的身体健康造成一定的影响，还给患者的生活带来了诸多的不便。

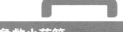

急救小药箱

　　传统的抗癫痫药物有：苯妥英钠，对全面强直阵挛发作或部分性癫痫发作有效；卡马西平，是部分性癫痫发作首选药；苯巴比妥（鲁米那），为小儿癫痫首选药。新型抗癫痫药有奥卡西平，适应证同卡马西平，耐受性较好。

判断患者病情

　　癫痫的临床表现有：意识丧失、全身抽搐，具体表现为运动、感觉、神经、意识或精神等障碍。

癫痫发作程度及发作时的表现

发作程度	发作时的表现
癫痫小发作	患者有突然的、短暂的意识丧失，一般不超过30秒。双眼直视或瞪眼，发作后继续原来的活动
癫痫大发作	患者突然意识丧失，跌倒在地；全身强直性抽搐，头往后仰，双眼上翻，口吐白沫，面色青紫，咬牙，有时伴有大小便失禁。发作后不记得发病过程，全身疼痛乏力

· 突然停用或减量使用抗癫痫药物也可能诱发癫痫大发作。

癫痫发作时如何急救

　　一旦癫痫发作，救护者无法阻止，唯一能做的是尽量减少患者发作过程中受到的损伤，且务必要保证患者气道通畅。

1 拨打急救电话

　　发现有癫痫发作的患者，应立马拨打120急救电话，也可通知患者的家属。在救护车赶到之前，需保护患者的身体，不要让患者跌伤或者碰撞到其他坚硬的物体。

2 保持呼吸顺畅

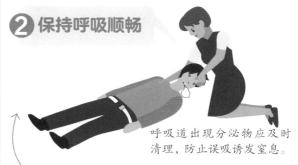

呼吸道出现分泌物应及时清理，防止误吸诱发窒息。

　　当患者癫痫发作时，让患者平躺，头偏向一侧。快速解开患者的裤带与衣领，以保持呼吸顺畅。

什么原因会引发癫痫

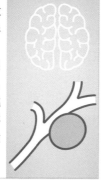

症状性癫痫与大脑皮质部位出现的异常病变、脑部肿瘤、头外伤、中枢神经系统感染、脑血管疾病、寄生虫感染、遗传代谢性疾病有关。具体需要临床医生通过检查，做出科学的评估。

急救后护理

患者在癫痫病发作期间，身体非常虚弱。因此，家属需要注意，不要刻意叫醒患者，让患者休息，并慢慢恢复身体；待发作停止的时候，帮助记录好病发与停止的时间；一定要及时拨打120急救电话。

❸ **不要错误施救**

不要强行按住患者，以免造成骨折。更不要掰开患者的嘴，强行塞入小棍、勺子等，以免被患者咬碎后伤到患者，甚至引起窒息。

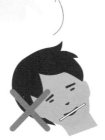

不要强行往患者嘴里塞东西。

❹ **稳定侧卧位**

患者抽搐过后，将其摆放成"稳定侧卧位"，确保气道通畅。

侧卧位可以让患者气道通畅。

癫痫患者日常如何护理

癫痫是一种表现为反复癫痫发作的慢性脑部疾病，会突然间毫无缘由地发作。对于有癫痫病史的患者，日常要以预防为主。

预防性治疗应长期坚持，不要擅自换药和停药

如果患者已经选择了采取药物治疗的方法，那么一定要坚持定期去医院进行检查。

保证充足的睡眠，保持心情愉快

不要熬夜，保证充足的睡眠；保持情绪的稳定，心情不好时多听听轻快的音乐调节心情。

以下几种情况，请立即拨打120急救电话

• 患者是第一次发作癫痫。
• 发作时间超过5分钟。
• 短时间内连续2次发作，且中途没有恢复意识。
• 呼吸困难或有明显外伤。
• 发作停止后，患者一直不清醒（在15分钟内没有恢复意识）。

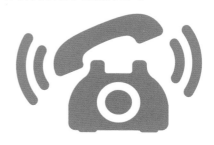

中暑，急救牢记四要诀

中暑是指长时间处在高温、高湿环境中，体温调节出现障碍，体内的水、电解质紊乱，导致循环系统及神经系统功能损害的一种急性疾病。

中暑是一种急症，若救治不及时，可能会出现休克、脑水肿、呼吸衰竭、心力衰竭、肾衰竭等严重并发症。

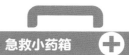

急救小药箱

轻度中暑后首选祛暑剂类的药物。这类药物有很好的散热效果，如十滴水等药，并多饮用一些含盐分的清凉饮料。

判断患者病情

中暑可分为先兆中暑、轻症中暑和重症中暑，它们之间的关系是循序渐进的。

中暑分级及症状表现

中暑分级	症状表现
先兆中暑	体温正常或稍有升高，出现头晕、头痛、口渴、多汗、四肢无力、注意力不集中、动作不协调等
轻症中暑	体温在38°C以上，除先兆中暑的症状外，往往伴有面色潮红或苍白、皮肤灼热或四肢湿冷、血压下降、脉搏增快等
重症中暑	分为热痉挛、热衰竭、热射病3种类型，若不及时救治易危及生命

• 对于先兆中暑或轻症中暑者，推荐用冷水擦拭降温；重症中暑者，最好用冰袋降温。

中暑时如何急救

对于中暑者，只要及时救治，一般是没有危险的，但没有及时进行救治，很可能会有生命危险。因此，大家都应该掌握一些中暑的急救措施，这样就可以帮助患者或自己脱离危险。

发现有人中暑晕倒后，应迅速将其搬移到阴凉、通风的地方，并使其平躺，解开衣扣。

将患者转移到阴凉、通风的地方。

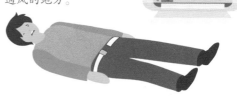

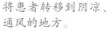

用冷毛巾敷在患者头部，有条件的情况下，可用冷水擦拭全身，然后用扇子或电风扇吹风，加速散热。

冷敷额头或冷水擦全身。

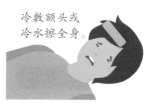

什么原因导致中暑

中暑一般都是发生在高温的季节，特别是炎热的夏天，闷热、无风的环境会导致中暑。常见于强体力劳动、运动或者进行军事训练的人群，也见于年老体弱多病者。

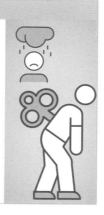

中暑后如何护理

中暑本质上是高温直接损伤皮肤、脏器，或者高温导致身体脱水，发生休克。由于中暑的患者会丢失大量的水分和电解质，所以需要立即进行补水、补电解质，可以静脉输液，也可以口服，然后尽快送医评估有无脏器损伤。

❸ 补水

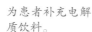
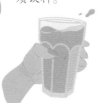

为患者补充电解质饮料。

患者仍有意识或清醒后，给其喝一些含盐的清凉饮料或含电解质的运动型饮料，为患者补充水分及无机盐。

❹ 转送

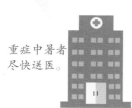

重症中暑者尽快送医。

重症中暑者应立即送往医院诊治。在转送的过程中，尽可能用冰袋敷于患者额头、腋窝、腹股沟等处，以保护大脑等重要器官。

中暑急救注意事项

中暑后，要让患者停止一切活动，脱去患者多余的衣服，然后进行物理降温。

不要使用退热药

中暑后发热很常见，宜采取物理降温的方式，如用冷水擦拭身体、用电风扇吹风等。

降温应适度

当患者的体温降至38℃以下后，就要停止物理降温。

补水应适量

中暑后宜采取少量、多饮的方法，忌短时间内快速、大量饮水。

藿香正气水的服用原则

藿香正气水主要适用于贪凉导致的暑湿感冒，也就是中医所谓的"阴暑"，不可随便服用。轻度中暑的患者大多意识清醒，没有恶心、呕吐等不能进食的情况，可以喝藿香正气水。如果是重度中暑的患者，可能出现意识模糊或昏迷，不可以服用藿香正气水，避免引发误吸。

藿香正气水含有酒精，儿童需要在医生指导下，根据其体重、年龄、病情来指定用量。

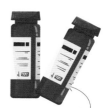

症状比较轻的成人，建议喝5~10毫升。

急性腹泻，预防脱水很关键

急性腹泻起病急骤，每天排便 10 次以上，粪便量多而稀薄，排便时常伴腹鸣、肠绞痛或里急后重，症状病程一般短于 4 周。感染是腹泻较常见的原因之一。

急救小药箱

轻微腹泻者按用量服用小檗碱（黄连素）、呋喃唑酮或者诺氟沙星（氟哌酸）其中的一种。

判断患者病情

急性腹泻可能会引起脱水，如果有下列任何一种情况，请立即到医院诊治。

脱水分级及症状表现

脱水分级	症状表现
轻度脱水	脱水量为体重的 2%~5%。以口渴为主要表现
中度脱水	脱水量达到体重的 5%~10%。表现为极度口渴，同时伴有乏力、烦躁、唇干舌燥、皮肤弹性差、眼窝深陷、发热、尿少、尿色深浊等症状
重度脱水	脱水量超过体重的 10%。出现无尿、幻觉、意识障碍、注意力无法集中等表现，甚至发生昏迷

脱水症状

- ✓ 6 小时大便超过 6 次。
- ✓ 大便出血或带有黏液、脓液。
- ✓ 腹泻 48 小时后仍无好转。
- ✓ 反复腹痛 4 小时以上。
- ✓ 反复呕吐，尤其是有绿色呕吐物。
- ✓ 伴有不明原因的发热。

腹泻发作时如何急救

腹泻多发生于夏季，常因饮食不洁、细菌或病毒感染等引起。处理急性腹泻首要的不是止泻，而是保持身体不脱水。

1 注意休息，暂时禁食

腹泻期间不能吃生冷、辛辣、刺激和油腻的食物。在急性期尤其不能吃辛辣、刺激的食物，比如辣椒、胡椒等。这些食物会刺激肠道蠕动，加重腹泻的症状。

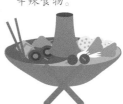

腹泻期间不能吃辛辣食物。

2 补充水分

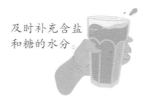

及时补充含盐和糖的水分。

可以少量、多次地饮用一些糖盐水（白开水 500 毫升 + 白糖 10 克 + 盐 1.75 克），每 10~15 分钟喝 50 毫升。

什么原因会导致急性腹泻

引起急性腹泻，常见的原因是细菌、病毒或者寄生虫等病原体感染，造成的急性胃肠炎。食物中毒也会导致急性腹泻，如食用了过期变质、烹饪不当或本身就含有毒素的食物等，都会引起食物中毒，造成消化系统的异常，最后发展成急性腹泻。

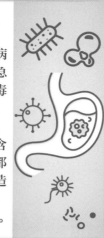

腹泻的日常饮食

腹泻期间，患者一日三餐应吃清淡易消化的食物，控制油脂的摄入。

急性腹泻日常要补充维生素

注意复合维生素 B 和维生素 C 的补充，如鲜橘汁、果汁、番茄汁、菜汤等。

慢性腹泻要控制油脂的摄入，低脂少渣

每天摄入脂肪40克左右，摄入过多不易消化，还会加重胃肠道负担、刺激胃肠蠕动，加重腹泻。注意烹调方法，禁用油煎炸、爆炒、滑溜等。

❸ 合理摄食

腹泻期间宜食用粥、汤面等流质或半流质食物。

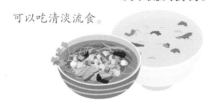

可以吃清淡流食。

急性腹泻的禁忌食物

- 粗粮、生冷瓜果、凉拌菜等。
- 含粗纤维多的韭菜、芹菜、榨菜等。
- 坚硬不易消化的肉类，如火腿、香肠、腌肉等。
- 刺激性食物，如辣椒、烈酒、芥末、辣椒粉等。
- 高脂肪食物，如肥肉、蛋糕、油酥点心等。

❹ 及时就诊

当症状严重时，要及时前往医院就医。就诊时，需要向医生说明大便次数、量、质地、颜色、排出时间，是否呕吐，进食情况，用药情况，家人有无腹泻等。

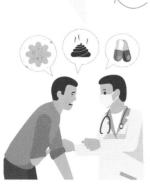

关注大便情况，以备就医时说明。

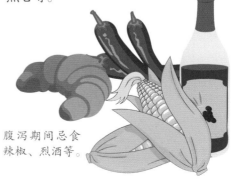

腹泻期间忌食辣椒、烈酒等。

出现低血糖，
要迅速补糖

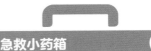

　　低血糖是指当血浆中葡萄糖浓度下降，成人空腹血糖浓度低于 2.8mmol/L 时出现的症状。机体发生低血糖时有两种反应，一种是交感神经兴奋，表现为心慌、饥饿感、出冷汗；另一种是中枢神经系统受损，超过 6 小时低血糖不能得到救治，就会对大脑神经细胞造成不可逆的损伤。

判断患者病情

　　典型的低血糖症状主要是心慌、手抖、出汗、疲乏、无力、饥饿感越来越重。如果没有及时摄入能量物质，低血糖的症状会进一步加重，出现嗜睡或者谵妄，甚至兴奋、狂躁，严重者会陷入低血糖的昏迷状态。

低血糖分级及症状表现

低血糖分级	症状表现
轻度低血糖	出现饥饿感、心慌、出汗等状况，或者没有低血糖症状，仅在常规监测血糖时被发现
中度低血糖	感觉到明显的低血糖症状，如手抖、乏力、站立不稳等，通常在进食后好转
重度低血糖	身体活动障碍或意识障碍，严重时可危及生命

· 摄取糖分最直接的方式，就是摄入葡萄糖或者果糖。

低血糖发作时如何急救

　　低血糖急性发作的时候，要尽快纠正低血糖的状态，并且预防再次发生。如果患者病情比较轻，神志比较清楚，可以让患者进食糖果、糖水和含糖饮料。如果症状比较重或者已经出现意识不清，就应立即去医院静脉注射葡萄糖。

① 及时休息   协助患者坐下或躺下休息。

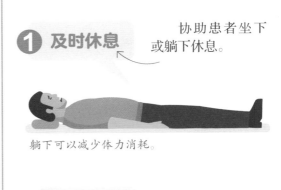

躺下可以减少体力消耗。

② 摄入糖分

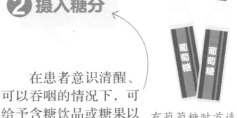

　　在患者意识清醒、可以吞咽的情况下，可给予含糖饮品或糖果以补充糖分，使症状缓解。

有葡萄糖时首选给患者补充葡萄糖。

什么原因会引发低血糖

低血糖的病因多种多样，如肥胖导致的胰岛素高峰分泌延迟；胰岛素或者是磺胺类药物使用不当；少数情况下，癫痫发作或酗酒也可能引起低血糖。

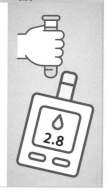

急救后护理

情况好转后，可让低血糖患者多进食一些甜品，少食多餐。可以给患者补充高蛋白、高脂肪的食物，但要注意保证均衡饮食，多补充一些新鲜的蔬菜、水果等；增加高纤维食物的摄入，如胡萝卜、芹菜、白菜等蔬菜，以及大豆、燕麦等谷类。

❸ 注射葡萄糖

口服或静脉注射 40~60 毫升 50% 的葡萄糖是医院抢救低血糖较常用的方法，也是较有效的方法。

需在专业医生的指导下使用。

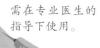

❹ 拨打急救电话

若患者病情恶化或昏迷不醒，应将患者调整成稳定侧卧位，并拨打急救电话。

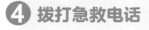

把患者调整成侧卧位。

120

低血糖患者日常如何护理

低血糖人群的饮食要避免食物种类过于单一，并避免过度节食，否则容易导致体内缺乏多种营养物质，糖分严重摄入不足，就会引起低血糖。所以低血糖人群的饮食一定要多样化，一日三餐必须定时定量。

注意糖分的摄入

如果家中有容易出现低血糖者，最好常备葡萄糖片、方糖、甜饼干、含糖饮料等，以备不时之需。

日常膳食要合理，做到荤素搭配

不能长期吃一种或特定几种食物，要保证全面充足地摄入营养物质，以改善自身体质。

低血糖日常补糖

血糖低的患者平时可以多食用白糖、葡萄糖方糖或糖粉、果汁等含糖量高的食品，以快速补充体内的血糖。

低血糖患者在平常要规律饮食，可以多吃大枣、花生、猪肝、猪血、牛肝等补血的食物。

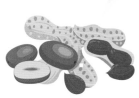

还可以多吃黄花菜、芹菜、青豆、胡萝卜、韭菜、黄豆芽等蔬菜。

安眠药中毒，应立即催吐

急救小药箱

安眠药中毒后，在救护车到来前可以先催吐。轻度中毒未超过6小时，患者尚清醒，可以用压舌板刺激咽后壁进行催吐，然后用温开水反复催吐。

安眠药种类较多，以苯巴比妥、司可巴比妥（速可眠）、氯丙嗪、地西泮（安定）、奋乃静最为常见。安眠药对中枢神经系统有抑制作用，少量服用可以助眠，过量服用会引起安眠药中毒。

安眠药中毒分级

一般来说，安眠药中毒的主要症状是昏迷、昏睡、嗜睡等不同程度的意识障碍。安眠药使用过量后，患者会出现神经抑制，表现为头昏、头沉、嗜睡、睡眠时间延长，而且这种睡眠是深度睡眠，睡眠时不易被唤醒。

安眠药中毒分级及症状表现

中毒分级	症状表现
轻度中毒	嗜睡，步态不稳，言语不清，体温、脉搏、呼吸、血压均正常
中度中毒	浅昏迷，强刺激可唤醒，不能应答，很快又进入昏迷；呼吸浅慢，血压正常
重度中毒	深昏迷，早期四肢肌张力增强，后期全身肌肉弛缓；呼吸浅慢不规则，或呈潮式呼吸，脉搏细弱，血压下降，甚至危及生命

⚠ ·使用安眠药物时，要注意药物可能存在的依赖性和停药后症状反弹。应该秉着尊重个体化及按需用药的原则，不建议患者长期使用安眠药物。

安眠药中毒时如何急救

安眠药中毒后，第一时间拨打120急救电话，因为催吐、洗胃是重要的急救措施。若能在服药后4小时内进行催吐、洗胃，则效果更佳。服药10小时内，催吐、洗胃依旧有希望令患者呕出部分药物。

① 催吐患者

患者中毒时间在6小时以内，可用手指、筷子或压舌板刺激咽后壁而致呕催吐。要注意，对于昏迷患者严禁进行催吐。

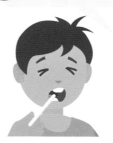

使用工具时注意力度，避免捅伤喉咙。

② 摆放至稳定侧卧位

如果发现时患者已经陷入昏迷，此时宜使其平卧并解开其衣扣、腰带，接着将其摆放至稳定侧卧位，注意尽量少搬动头部。

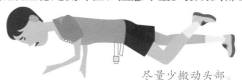

尽量少搬动头部。

小心戒断综合征

长期服用安眠药，如果突然停药或者迅速减少药量会产生戒断综合征，各种镇静催眠药长期服用都能产生耐受性和依赖性，从而导致戒断综合征。患者会表现出失眠、烦躁、易怒、大汗、心慌等症状。

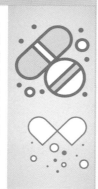

安眠药的使用剂量

安眠药正常的使用剂量，多数情况下都是 1 次 1 片。不同的剂量，作用效果也不一样。如果单纯治疗失眠，可以选择小剂量，也就是 1 次 1 片。

❸ 保持呼吸通畅

清除口、鼻内分泌物。

及时清除口、鼻内的分泌物，保持呼吸通畅。如有呼吸困难，立即吸氧。

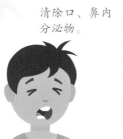

❹ 拨打急救电话

及时拨打急救电话，并关注患者呼吸和心跳。

无论是否已经进行催吐，发现后都要及时拨打急救电话。在救护车到来前，要密切关注患者的呼吸、脉搏，若有必要立即实施心肺复苏术。

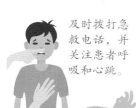

服用安眠药注意事项

服用安眠药的时候，切记不要与酒精以及含有酒精的饮料一起服用。

老人慎重服用安眠药

对于有呼吸道疾病的患者，安眠药可能会造成呼吸抑制。因此老人服安眠药时，要注意是否存在慢性阻塞性肺炎等呼吸道疾病，避免呼吸抑制而出现生命危险。

与医生事先沟通，
不要擅自减量、加量

需要减量、加量或者更换药物时，应提前询问医生的建议。

救护车到来前还可以做什么

安眠药中毒的急救争分夺秒，越早对患者进行催吐、洗胃，患者就能越快脱离生命危险。在救护车到来前，如果救助者没有条件给昏迷患者洗胃，可以事先准备帮助鉴定病情的材料。

采集和携带可供进行
毒物鉴定的材料，并带去医院

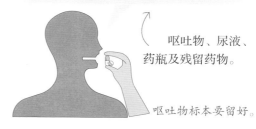

呕吐物、尿液、药瓶及残留药物。

呕吐物标本要留好。

食物中毒，
小心吃货变"吃祸"

食物中毒是指患者进食含有细菌、细菌毒素、动植物毒素或化学毒素的食物而引起的急性中毒性疾病。食物中毒常见临床表现为消化道症状，如恶心、呕吐、腹痛、腹泻等，有时会出现 1 天腹泻量达十几甚至几十次，部分患者还会出现体温升高，甚至出现 39℃以上的高热。

食物中毒的常见类型

在日常生活中，食物中毒是一种发病率非常高的疾病。患者食物中毒后，一定要及时到医院查明原因，然后根据实际病情，展开有针对性的治疗。

食物中毒分类及症状表现

食物中毒分类	症状表现
细菌性食物中毒	此类型较为常见。高温、高湿的环境中，食物比较容易变质、滋生细菌，从而发生细菌性食物中毒。引起食物中毒的常见细菌有痢疾杆菌、霍乱弧菌、李斯特菌、大肠杆菌等
动物性食物中毒	如常见的河豚毒素中毒
植物性食物中毒	如常见的木薯、曼陀罗、毒蘑菇造成的中毒；喝生豆浆、吃未炒熟的豆角也会引起食物中毒

⚠
• 食物中毒患者应避免盲目服用药物导致症状加重，比如不宜使用复方地芬诺酯片等强力止泻药物，以避免毒素排出过慢。

食物中毒时如何急救

在食物中毒之后，如果症状比较轻，可以采用一些急救方法，例如，催吐可以缓解食物中毒，并且要多休息。如果症状比较严重，建议及时就医。

❶ 进食污染食物在 2 小时之内

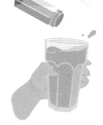

如果距离进食污染物的时间在 1~2 小时，可以取一些食盐，加入开水冷却后喝下，可以多喝几次，迅速促使呕吐。如果吃的是变质的食物，还可以用生姜捣碎取汁，用温水冲服来催吐。

催吐后要补充盐水。

❷ 进食污染食物超过 2 小时

如果距离进食污染食物的时间超过 2 小时，要及时就医，遵从医嘱。

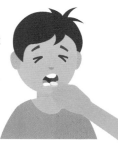

服用泻药要在医生的指导下进行。

哪些常见食物会导致食物中毒

未完全煮沸的豆浆对胃肠有刺激作用。豆角中含有皂苷和植物凝集素，均对胃肠黏膜有较强的刺激性，并对细胞有破坏和溶血作用。

毒蘑菇种类较多，所含毒素不一，对身体的伤害也不一样。

发芽、青绿色未成熟的土豆含有龙葵素，会对胃肠道产生强烈刺激，还易麻痹人体呼吸中枢。

❸ 止吐、止泻、补液

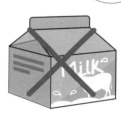

不要自行饮用液体稀释。

对于呕吐或腹泻严重的患者，可在清除体内有毒食物后在医生指导下进行止吐、止泻治疗，常用莫沙必利、蒙脱石散等药物。食物中毒的患者还需要补液，维持体内水分、电解质和酸碱平衡。

❹ 收集和保留有毒标本

一旦怀疑食物中毒，要尽可能收集和保留现场可疑的毒物和含毒标本，迅速送检，为患者入院后的诊断提供证据。

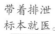
带着排泄标本就医。

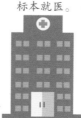

日常如何预防食物中毒

日常生活中，想要预防食物中毒，先要学会分辨食物是否霉变、有毒。

辨别、不吃霉变和腐烂的食物

霉变的食物中含有大量生物毒素。如果不小心误食，一定要及时催吐，否则被消化道吸收后，就可能产生中毒性痢疾、急性胃肠炎等消化系统疾病。

尽量缩短食物存放的时间

食物存放的时间越长，其中的病菌及细菌生长繁衍的机会就会越大。尤其是熟食，一定要在购买之后及时食用。

食物中毒如何导泄

对于食物中毒伴随腹泻的患者，不应该立即给予止泻治疗，应该在有便意时尽量排出毒素，同时要补充电解质，防止电解质紊乱。

一般用 30 克大黄煎服，老年患者可以用元明粉 20 克开水冲服缓泻。

体质好的老人也可以用番泻叶 15 克煎服，促进毒素排出体外。

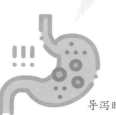

导泻时要把握好度。

常见的蘑菇中毒

导致胃肠炎症状的蘑菇中毒

　　轻度中毒可出现恶心、呕吐、腹痛、腹泻等症状，病程较短，症状消退后好转较快。重度中毒时则可能会出现严重吐泻、血液浓缩，甚至休克、昏迷，或出现少尿、无尿等肾功能衰竭症状。

导致神经精神症状的蘑菇中毒

　　出现呕吐、腹泻、流口水、大汗、流泪、瞳孔缩小、瞳孔对光反射消失、心跳变慢、血压下降、呼吸困难、急性肺水肿、幻听、幻视、哭闹无常等。严重者甚至会因呼吸困难或循环衰竭危及生命。

导致溶血症状的蘑菇中毒

　　先表现为胃肠炎症状，然后会出现贫血、眼球发黄、尿呈浓茶水样等症状。严重者脉弱、抽搐、出现幻觉及嗜睡，可能因肝脏、肾脏严重受损及心力衰竭而导致死亡。

导致脏器受损症状的蘑菇中毒

　　初期症状以恶心、呕吐、腹痛、腹泻为主，1~2 天后中毒症状消失。但在 1~3 天后，病情会突然恶化，转而出现少尿、无尿、烦躁不安、黄疸、肝脏肿大、肝功能异常等症状。

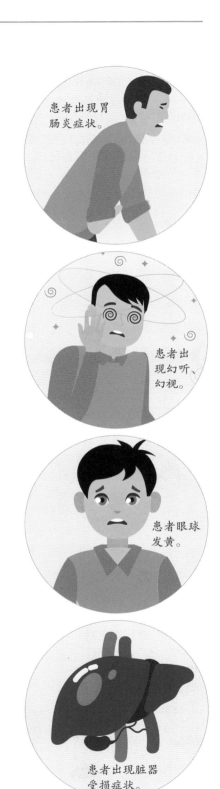

患者出现胃肠炎症状。

患者出现幻听、幻视。

患者眼球发黄。

患者出现脏器受损症状。

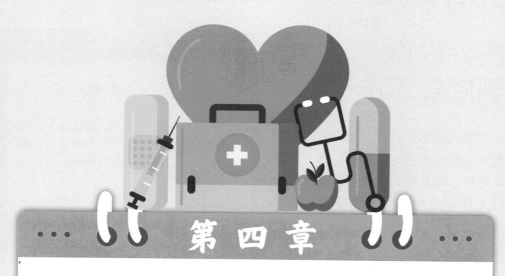

第四章

老人急救，
儿女必学的救护知识

　　日常生活中，老人常常因身体活动不便或情绪起伏过大等原因突发心脑血管疾病，或者跌倒导致骨折。一旦老人突发疾病，患者及其家属能否及时、正确、有效采取入院前的急救措施就显得至关重要。因此，作为儿女，应该学会一些正确的预防、救治措施，避免不科学、不规范的院前急救耽误救治的最佳时间，致使患者瘫痪、残疾，甚至死亡。

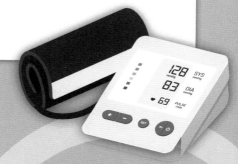

意外跌倒，到底能不能"扶"

　　跌倒在 65 岁以上老人意外伤害致死的因素中占比非常高。老人跌倒死亡率，随着年龄的增长急剧上升。老人多半患有各种慢性疾病，除了摔、绊等意外，脑卒中等严重疾病也会导致老人跌倒。另外，骨质疏松导致跌倒后发生骨折的情况也很常见。

病情判断

跌倒原因分类	具体病因分析
疾病原因	如心脏病、高血压、低血糖等疾病发作时，会出现头晕、昏厥等情况
非疾病原因	如走路绊倒、被撞倒、滑倒，还有穿鞋跟较高的鞋、不合身的衣裤或行为动作过快等情况导致

扶也有讲究

适用人群 意识清醒的老人

① 询问跌倒原因
询问老人跌倒的情况及原因，再给予帮助。假如是心绞痛发作，可协助老人服用随身携带的药物。

② 查看有无口角歪斜等情况
询问老人是否有剧烈头痛，或观察老人是否口角歪斜、言语不清、手脚无力。如果有这些症状，很可能是脑卒中，应立即拨打急救电话。

③ 检查老人关节
检查老人有无肢体疼痛、畸形、关节或肢体位置异常。如果老人有骨折的可能，就不能贸然扶起，以免加重伤情。如果有腰、背部疼痛，或是双腿活动异常、大小便失禁的情况，很可能是脊柱受损，不可随意搬动。

④ 确认无碍后缓慢扶起老人
经过检查、询问，确认无碍后，协助老人缓慢起身，并找适合的地方让老人休息，如有异常应立即拨打急救电话。

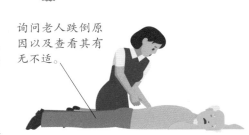

询问老人跌倒原因以及查看其有无不适。

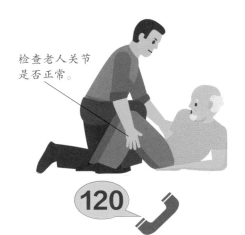

检查老人关节是否正常。

120

老人跌倒急救

适用人群

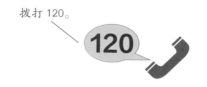
意识不清、无法作答的老人

1 迅速拨打急救电话
此时需要迅速拨打急救电话呼救。

拨打 120。

2 避免老人气道堵塞
如果有外伤、出血，要紧急止血、包扎。对于有呕吐症状的老人，应将其头偏向一侧，并清理口腔和鼻腔的分泌物，以避免气道堵塞。

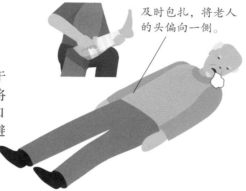
及时包扎，将老人的头偏向一侧。

3 移往平整地面
如果老人有抽搐的症状，应将老人移动至平整的地面，注意防止其身体从高处跌落而发生损伤。

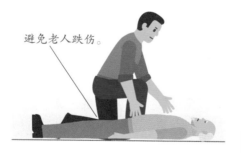
避免老人跌伤。

4 实施心肺复苏术
如果老人有呼吸和心跳停止的情况，应立即进行胸外按压，实施心肺复苏术等抢救措施，直至医护人员到来。

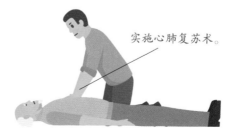
实施心肺复苏术。

❌ 禁止这样做

• 生硬地搬动或者抵抗抽搐的肢体。这种做法会损伤肌肉和骨骼，造成二次伤害。

✔ 应该这样做

• 如果老人不能起来，或起来时有疼痛感，可以让老人平躺着接受急救，同时等待医护人员的到来。

• 如果老人身体出现了软组织损伤，不要碰触伤口，否则会加重损伤。如果受伤地方出现红肿的情况，可以使用冰块冷敷。

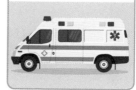

脑卒中，抓住救命3小时

脑卒中又称"脑中风"，是指脑部某个区域内病损的血管突然堵塞、梗死或破裂，造成脑血液循环出现障碍，脑部神经细胞缺乏足够的氧气供给、细胞死亡无法再生而引起的脑功能障碍。

病情判断

脑卒中发作前后	症状表现
发作前兆	突然出现剧烈头痛、头晕、恶心、呕吐，或头痛、头晕症状突然加重，或症状由间断性变成持续性。突然感到一侧肢体、面部、舌头、嘴唇麻木，反应迟钝、理解能力下降。一侧或双侧视力突然下降，耳鸣或听力下降。突然发生短暂的意识丧失
发作时表现	猝然昏倒、不省人事或突然发生口眼歪斜、半身不遂、言语不清和智力障碍

3步判断脑卒中

1 笑一笑
让患者笑一笑，看患者有无口角歪斜、不对称的情况，判断有无面瘫。

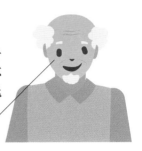

观察老人面部。

2 抬一抬
让患者平举双臂，看有无一侧肢体不能抬起或肢体无力的情况，判断有无偏瘫。

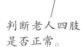

判断老人四肢是否正常。

3 说一说
让患者回答问题或重复简单的句子，看有无言语不清的情况，判断有无失语。

查看老人是否言语清晰。

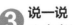

△ &*#

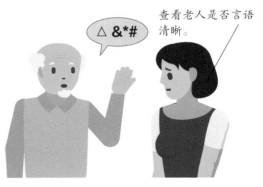

脑卒中急救

适用人群 确诊脑卒中发作的老人

❶ 仰卧休息
让老人以仰卧姿势卧床休息，头肩部可稍微垫高，以减少头部血管压力。但不要枕高枕，以免影响呼吸。保持安静，避免不必要的搬动，尤其要避免头部震动。

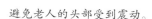
避免老人的头部受到震动。

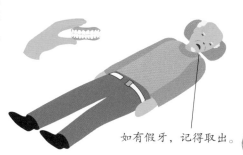
如有假牙，记得取出。

❷ 保持气道通畅
保持老人气道通畅，松解衣扣、腰带。如有假牙要取出，将其头部偏向一侧。

✓ **应该这样做**

· 患者若出现大小便失禁的情况，应就地处理，并注意不要移动上半身。

❸ 安抚老人
给予意识清醒的老人安慰，缓解其紧张情绪。并注意保暖，避免寒冷刺激使病情加重。

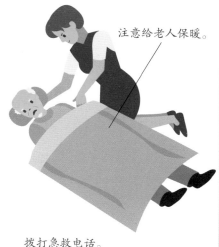
注意给老人保暖。

❹ 拨打急救电话
拨打 120 急救电话，等待救援期间，密切观察患者状况，尤其要关注其呼吸、脉搏。

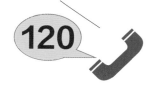
拨打急救电话。
120

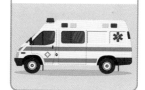

哮喘发作，千万不要背

　　哮喘患者中，老年患者病情较青年患者复杂，随着年龄的增长，症状会变得更严重。老人哮喘发作，常会出现喘息、呼吸困难、胸闷胸痛，甚至可能会因为窒息而死亡。因此，在发生这样的情况时，正确的处理方式非常重要。

哮喘发作症状

病情判断

哮喘发作原因分类	具体病因分析
长期吸烟	长期吸烟的老人，哮喘发作的可能性更大
药物影响	老人往往罹患高血压、冠心病、心律失常等疾病，对应的药物可能会诱发哮喘
冷空气及运动	老人肺功能退化，对运动负荷耐受能力下降，冷空气的刺激或者运动不当，均易诱发哮喘
上呼吸道感染	老人全身及局部抵抗力下降，易患上呼吸道感染，可引发哮喘
精神因素	紧张不安、情绪激动等会促使哮喘发作
气候因素	气温、湿度、气压等发生改变时可诱发哮喘，故在寒冷季节或秋冬气候转变时容易发病

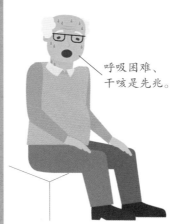

呼吸困难、干咳是先兆。

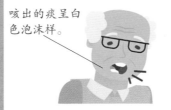

咳出的痰呈白色泡沫样。

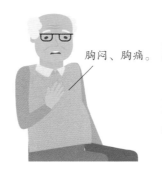

胸闷、胸痛。

先兆症状

　　鼻塞、打喷嚏、流鼻涕、干咳等。

喘息、呼吸困难

　　喘息往往突然发作；吸气时间短，呼气时间长。此时老人会因呼吸困难而被迫采用端坐位。

咳嗽、咳痰

　　哮喘严重时，老人常咳出大量的白色泡沫样痰液。

胸闷、胸痛

　　哮喘发作时，老人常有胸闷和胸部发紧的感觉，少数人可出现胸痛。

老人哮喘急救

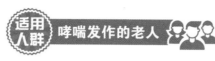 适用人群 哮喘发作的老人

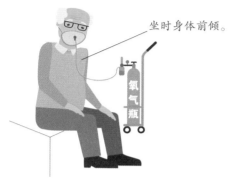

坐时身体前倾。

氧气瓶

① 协助老人坐下、吸氧等

保持镇定，协助老人端坐在椅子上，老人身体可稍微前倾，有利于呼吸。有条件者，应给予吸氧。

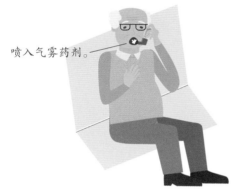

喷入气雾药剂。

② 喷入药剂

安置好老人，向其口中喷入喘乐宁等气雾剂 2~3 次，以缓解哮喘症状。

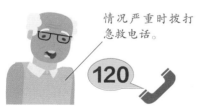

情况严重时拨打急救电话。

120

③ 拨打急救电话

若老人面色发紫、呼吸微弱，立即拨打 120 急救电话，或及时送医。

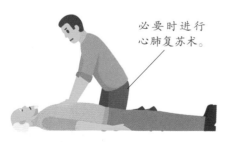

必要时进行心肺复苏术。

④ 时刻关注老人生命体征

若老人失去意识，要注意确保其气道通畅，时刻关注老人的生命体征，必要时可以进行心肺复苏术。

✕ 禁止这样做

• 给老人喂水。此时喝水容易呛入气管，引发呼吸问题，甚至窒息。

• 在送老人求医时背老人。这种姿势会导致老人的胸腹部受到压迫，加重老人的呼吸困难，甚至引发呼吸、心搏骤停。

✓ 应该这样做

• 老人哮喘发作时，若症状较轻，经家庭调理、药物干预即可取得效果。若病情已经影响日常生活，如老人无法正常走动、交谈困难等，应及时就医，不要拖延。

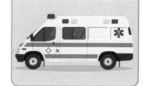

高血压发作，及时服用降压药

高血压作为一种常见的临床急症，在老人中尤为常见。老人高血压病发，其起病急、进展快，稍有怠慢就会危及生命。因此在遇到老人高血压发作时，一定要迅速做出反应，帮助老人快速服用降压药，为急救争取时间。

病情判断	
高血压发作原因分类	**具体病因分析**
年龄原因	超过60岁的老人好发高血压，所以提醒老人到了一定年纪以后要经常测量血压，尽早明确诊断有无高血压
血管疾病	动脉硬化、动脉狭窄、动脉闭塞等都易导致血压升高
饮食习惯	长期高盐饮食易导致高血压
缺乏运动	运动量不足是高血压的重要因素之一
心理因素	人在紧张、愤怒、惊恐、压抑、焦虑、烦躁等状态下，体内交感神经兴奋，容易造成血压升高

高血压发作症状

早期可能无症状或症状不明显，常见头晕、头痛、颈部紧张感、疲劳、心悸等，仅在劳累、精神紧张和情绪波动后血压会升高，休息后可以恢复正常。发作时，主要表现为头晕、头痛、眩晕，可伴有恶心、呕吐、胸闷、心悸、气急等症状，也可出现视力模糊、腹痛、尿频、排尿困难等症状。

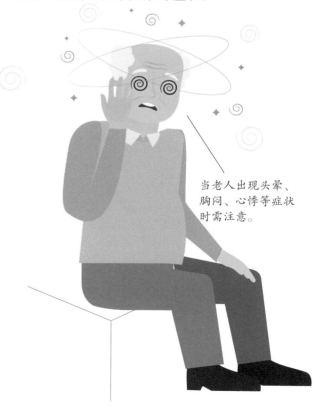

当老人出现头晕、胸闷、心悸等症状时需注意。

高血压发作急救

适用人群　高血压发作的老人

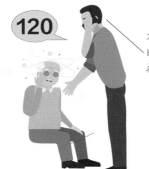

有问题及时拨打急救电话。

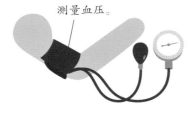

测量血压。

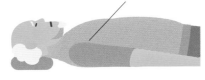

让老人卧床休息。

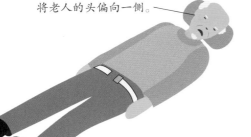

将老人的头偏向一侧。

❶ 判断病情程度

当老人出现剧烈头痛、恶心、呕吐时，要考虑是不是高血压，综合病情，及时拨打急救电话。

❷ 根据血压计结果采取降压措施

如果家里老人有高血压病，家中最好常备血压计，发病时为老人测量血压。如血压较高，则应立即服用短效降压药，也可服用利尿剂、镇静剂等。

❸ 保持老人镇定

尽量让老人卧床休息，注意安抚老人情绪，使其保持镇定。卧床后，可用枕头将老人的头部稍微垫高，有助于缓解病情。

❹ 保持老人呼吸畅通

若老人意识丧失，则应使其平躺，将其头偏向一侧，同时清理气道阻塞物，确保呼吸通畅。

❌ 禁止这样做

• 在老人面前表现得过于惊慌。太过惊慌失措会让老人担忧，可能会加重病情。

✅ 应该这样做

• 救援或医护人员到来前，要时刻关注老人的生命体征，如呼吸、脉搏，必要时可做人工呼吸。

• 如果有条件，可以给老人吸氧，以缓解不适。

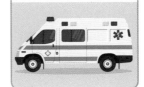

糖尿病昏迷，分清诱因再急救

近年来，糖尿病在我国呈现出高发及年轻化的趋势，以多饮、多食、多尿、体重减轻为典型症状。糖尿病昏迷是非常凶险的急症之一，因此在急救上应该稳中求稳。尤其是针对老年患者的急救，更要根据其发病原因采取对应急救措施，这样才能确保老年患者的生命安全。

糖尿病昏迷发作症状

低血糖昏迷

调整用药导致低血糖。表现为心慌、头昏、饥饿、手足颤抖以及冒冷汗，也会烦躁、抽搐、精神失常，甚至进入昏迷状态。

酮症酸中毒昏迷

饮食、治疗不当、严重感染等使体内胰岛素严重不足，酮体生成增多导致昏迷。表现为口渴、多饮、多尿、疲倦、食欲下降、恶心呕吐、烦躁、昏迷。

非酮症高渗性昏迷

摄入糖分过多或补充葡萄糖不当，使用利尿剂不当等均会导致血糖升高。表现为严重脱水、嗜睡、幻觉、抽搐、偏瘫及昏迷。

乳酸性酸中毒昏迷

多见于合并肾功能不全、心力衰竭的老年糖尿病患者。表现为食欲不振、恶心、呕吐、头晕、呼吸深快、皮肤潮红，严重者会出现头痛、脱水、意识障碍、陷入昏迷甚至休克的症状。

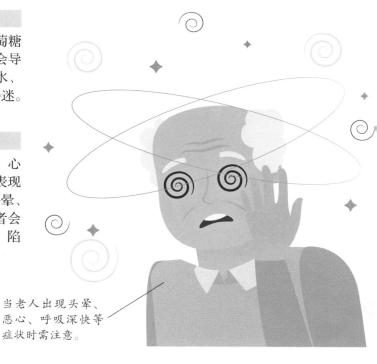

当老人出现头晕、恶心、呼吸深快等症状时需注意。

糖尿病昏迷急救

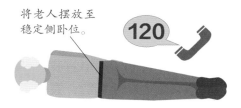

适用人群　糖尿病昏迷的老人

将老人摆放至稳定侧卧位。

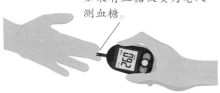

如果有血糖仪要为老人测血糖。

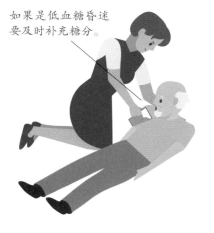

如果是低血糖昏迷要及时补充糖分。

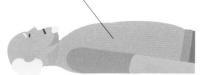

让老人保持静卧状态。

① 及时拨打急救电话

发现老人昏迷后要先将老人摆放至稳定侧卧位，然后检查其是否有受伤的情况，确认情况后马上拨打急救电话。

② 测血糖

为老人测量血糖。（具体测量方法可参考本书第二章测量血糖的方法）

③ 为老人补充糖分或盐分

如果老人血糖偏低，则是低血糖昏迷。在医护人员到来前，如果老人苏醒，可以提供一些糖水或糖块、糕点等甜食。如果老人血糖偏高，则是高血糖昏迷，等老人醒后可以喂一些淡盐水。

④ 记录老人生命体征

如果老人醒来，要让其继续保持静卧状态，保持体力，等待医护人员到来的同时，要时刻观察并记录其生命体征。

⊗ 禁止这样做

• 直接喂老人喝糖水。这种做法是错误的。一定要先给老人测量血糖，确定属于哪一种情况的昏迷，再给老人提供糖或者淡盐水。如果让高血糖患者喝糖水，反而会加重病情。

✓ 应该这样做

• 如果老人血糖偏高导致昏迷，醒来后依旧要去医院进行检查，接受治疗。例如，出现酮症酸中毒昏迷的老人，需要去医院补液和静脉注滴胰岛素，以纠正体内电解质紊乱和酸中毒。

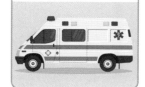

急性心肌梗死，急救是在与时间赛跑

　　急性心肌梗死是中老年人的常见疾病，也是较为危险的心脏急症。急性心肌梗死除了心肌坏死，还会导致心律失常、心力衰竭甚至休克。心脏血管阻塞后，心肌约 30 分钟开始坏死，6~8 小时完全坏死，在这期间越早打开阻塞的血管，存活的心肌就越多。所以，当发现有人疑似急性心肌梗死时，要毫不犹豫地拨打 120 急救电话或第一时间送到最近的医院急救中心，以免错过救治时机。

病情判断

急性心肌梗死疾病概况	病情分析
性别与年龄	男性多于女性，绝大多数急性心肌梗死发生于 40 岁以上的中年和老年人
以往病史	将近半数的患者以往有心绞痛史
诱发因素	以过度劳累、情绪激动或精神紧张为多见；其次是上呼吸道或其他感染；少数为手术大出血或其他原因引起的低血压，休克与蛛网膜下腔出血等；还有一部分患者是在睡觉或完全休息时发作的

急性心肌梗死发作症状

胸痛

　　疼痛部位为胸骨或心前区，有时向颈部、咽部及手臂放射。如果伴有恶心、呕吐、气促及出冷汗等症状，应尽快拨打 120 急救电话。

无剧烈胸痛

　　有些老年患者刚发作时仅仅是胸闷、头晕、呼吸不畅，继而会发展成心律失常、休克等严重的症状。

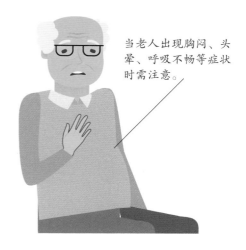

当老人出现胸闷、头晕、呼吸不畅等症状时需注意。

急性心肌梗死急救

 适用人群

突发急性心肌梗死的老人

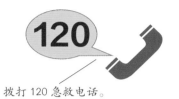

拨打 120 急救电话。

立即让老人安静休息。

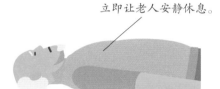

服用阿司匹林时建议嚼服。

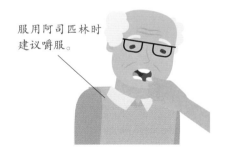

将老人的头偏向一侧，防止窒息。

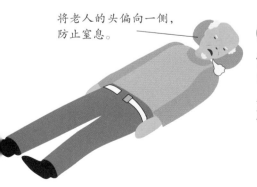

① 立即拨打急救电话或送医院急诊

救护者要保持镇定，立即拨打 120 急救电话或送医院急诊。

② 尽快采取平卧姿势

让老人停止一切活动，采取平卧或坐位的姿势安静休息。

③ 让老人服用阿司匹林

如果确定或高度怀疑是急性心肌梗死，让老人嚼服 300 毫克阿司匹林，可有效限制心肌梗死的范围。

④ 必要时做心肺复苏

若老人发生休克，不要慌张，使其平躺，将其头偏向一侧，并清理呕吐物，防止窒息。如心搏骤停时要实施心肺复苏术。

❌ 禁止这样做

• 随意移动老人或是轻率地扶老人去医院。这样做会增加心肌耗氧量，扩大心肌梗死面积。

✔ 应该这样做

• 安抚老人焦虑、恐惧的情绪，避免精神刺激，以免加重病情。
• 如果发现老人呼吸困难，宜选择侧卧位并松解衣扣、腰带。有条件的，应给予吸氧。

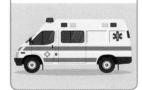

心绞痛，硝酸甘油是救命药

心绞痛是冠心病的一种，多发生于中老年人，大部分患者都伴有冠状动脉狭窄、粥样硬化的疾病。急性心绞痛与急性心肌梗死相似，后者性质更加严重一点，心绞痛一般服用硝酸甘油就可以缓解。根据发作症状和机制，一般将心绞痛分为稳定型、不稳定型和变异型 3 种。

心绞痛类型及症状

稳定型心绞痛

通常在体力活动或情绪激动时，出现压迫、发闷或紧缩性胸痛，可伴烧灼感，持续数分钟，休息或服用药物后可缓解。

不稳定型心绞痛

患者胸部不适的部位与稳定型心绞痛相似，但症状更严重，持续时间更长，可达半小时至 1 小时，胸痛可在安静或睡眠中发生，休息或服药后症状缓解不明显。

变异型心绞痛

由冠状动脉痉挛引发，主要表现为安静状态下心前区疼痛，无活动或情绪激动等诱因，可伴心律失常和昏厥。

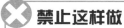 **禁止这样做**

- 老人发病后随意走动。这样做会加重症状。
- 有基础病者随意服用硝酸甘油。低血压、青光眼、颅内压增高、脑出血患者不能服用硝酸甘油，会加重原有疾病的病情。

应该这样做

- 立即给没有基础病的老人舌下含服硝酸甘油。硝酸甘油片不能口服，必须通过舌下含服才能被机体快速吸收。若连服 3 片硝酸甘油后病情还是没有得到缓解，不要再继续服用。

心绞痛急救

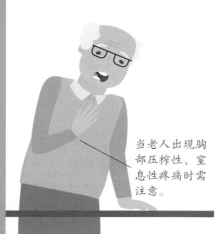

当老人出现胸部压榨性、窒息性疼痛时需注意。

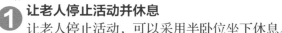 **适用人群** **突发心绞痛的老人**

1 让老人停止活动并休息
让老人停止活动，可以采用半卧位坐下休息。

2 含服硝酸甘油
立即给老人舌下含服 1 片硝酸甘油，等待 1~3 分钟起效。

3 拨打急救电话
服用硝酸甘油后，立即拨打急救电话，等待医护人员到来。

4 安抚老人情绪
等待的过程中，要安抚老人的情绪，以免老人情绪激动，导致病情加重。

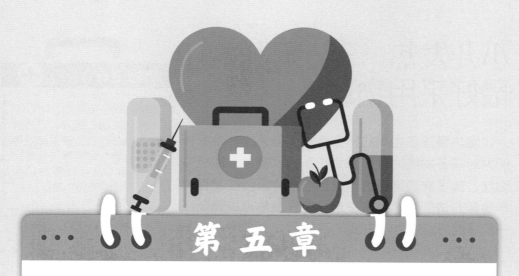

第 五 章

儿童急救，
考验家长的关键时刻

孩子出意外时，慌乱的家长往往会病急乱投医，不是误用土方法就是错误施救，那样可能会延误急救的时间，耽误孩子的最佳急救时机。如果家长具备一些救护知识，就不会在孩子出意外时手忙脚乱，而是能够冷静、沉着、迅速地采取急救措施，从而为孩子争取更多时间，减少意外造成的伤害。

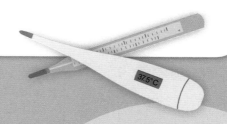

小儿发热，38.5℃以下最好采用物理降温

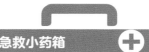

急救小药箱

在孩子低热期，可以考虑口服柴胡口服液、清热解毒口服液或者清开灵颗粒等清热药物。如果孩子体温超过 38.5℃，可以考虑口服布洛芬等退热药物治疗。

发热是孩子生病的常见症状。但是大多数家长因为对孩子发热的过度恐惧和焦虑，容易采取过度治疗。孩子发热是否给予退热治疗，需要在掌握科学急救方法的基础上来决定。世界卫生组织建议在一般情况下退热治疗应该只用于高热的幼儿，即肛门温度达 39℃或以上。[①]

小儿发热需要留意这几点

孩子发热具有反复性，因此体温可能在退热一段时间后再次回升。此时不要慌乱，继续使用物理降温法为孩子降温。

孩子发热时，如果体温在 38.5℃以下，不用着急就医。但如果高于 38.5℃，必须及时就医，并且时刻关注孩子的病情，为孩子测量体温。因为相对成人，孩子的病情变化非常迅速，容易引起高热惊厥。

小儿发热时怎么做

药物退热对孩子身体的副作用大，所以物理降温就显得格外重要。物理降温不仅简单便捷并且见效快。但需注意，物理降温适用于发热而循环良好的患儿。

1 少穿衣服、少盖被子

用"捂"的方法来帮孩子发汗，达到退热的目的，是错误的做法。孩子发热时，应该给他少穿衣服、少盖被子，这样才能更好地散热。

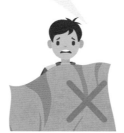

捂被子影响散热。

2 多给孩子喝水

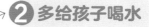

多喝点温开水，不仅能防止身体脱水，还能帮助孩子排汗、促进排尿。

多喝水可以帮助孩子排汗。

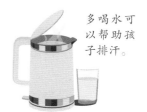

① 肛门温度一般比腋窝温度高 0.5℃左右。

哪些原因会导致发热

呼吸道感染。孩子的呼吸道免疫功能相对薄弱，当受到病原菌感染或者受凉时，很容易因为上呼吸道感染、下呼吸道感染等因素导致发热。

消化系统感染。当进食不好消化，或不干净的食物时，很容易引发胃肠道疾病，除了恶心、呕吐，常伴有发热。

神经系统感染。当病原菌侵入到神经系统，很容易出现脑炎、脑膜炎等病症，也会出现发热。

泌尿系统感染。泌尿系统受到感染后，孩子会出现尿频、尿急、尿痛和发热等症状。

❸ 用温湿毛巾擦拭、敷头部

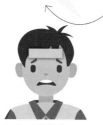

孩子发热时，可以用温湿的毛巾擦拭全身，以帮助散热，重点擦拭脖子、腋下、腹股沟等血管丰富的地方。毛巾不用拧得太干，水温不可过低。退热贴也是不错的选择。

用温湿毛巾敷额头帮助散热。

❹ 洗温水澡

如果孩子精神状态较好，可以给孩子洗个温水澡。水温以 30~35℃ 为宜，千万不可过高；洗澡时间也不宜过长，以防着凉。

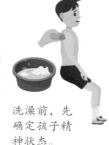

洗澡前，先确定孩子精神状态。

小儿发热日常怎么预防

孩子作为一个特殊的群体，因为身体的免疫力低下，在平常的护理中需多加注意，否则会出现很多如发热之类的疾病。

合理饮食，科学锻炼

不良的饮食、缺乏锻炼都会降低孩子的抗病能力。

随时关注气候变化，避免因着凉而发热

着凉受寒往往是导致小儿发热的主要病因。家长要随时关注气温变化，及时帮助孩子添加或者减少衣物。

禁止这样做

• 用酒精擦拭孩子身体。酒精在皮肤上散发的速度比水分要快，带走的热量更多、更快，因此也更容易引发寒战。另外，酒精可以通过皮肤被吸收进血液，对孩子的健康不利。

• 强迫孩子进食。在孩子食欲差的情况下，不要强迫其进食，这样不仅不会促进食欲，甚至会引起呕吐、腹泻等症状，从而加重病情。

热性惊厥，要冷静应对

热性惊厥是小儿发热时常见的一种急症，多见于 6 个月到 5 岁的孩子，尤以 3 岁以内孩子多见。

热性惊厥是指当孩子突然出现高热的症状时，身体会出现强直性或痉挛性骨骼肌非自主的抽搐和强烈收缩等情况。此时若处理不当，可引起脑损伤、智力障碍甚至癫痫。

急救小药箱 ➕

首先要缓解孩子的惊厥症状，此时要用镇静止惊的药物，一般是地西泮或苯巴比妥注射液。这两种药物要在医生的指导下，按照孩子的体重给予不同的剂量。

热性惊厥需要留意这几点

如果出现下列任何一种情况，请及时拨打 120 急救电话，或立即前往医院就诊。即使没有出现下列情况，一旦有其他疑虑，也最好寻求专业的医疗帮助。

- 孩子第一次热性惊厥。

- 孩子体温高，甚至达 40.5℃。

- 孩子抽搐的时间超过 15 分钟。

- 孩子抽搐前几天有头部损伤。

- 孩子抽搐停止后，又反复抽搐。

- 孩子抽搐停止后，出现呼吸困难、胸痛，或者依然昏迷。

- 复发的热性惊厥，但发作时的表现与以往明显不同。

热性惊厥时怎么做

热性惊厥发作突然、症状剧烈，通常表现为突然发作的全身或局部肌群抽搐，孩子意识丧失，双眼上翻或不自主地眨动，脸色、口唇苍白或青紫，牙关紧咬，口吐白沫，四肢僵硬并有节律地抽动，还可能出现大小便失禁。当孩子出现以上情形时，应采取保持孩子呼吸道通畅、缓解抽搐、积极退热等措施，并及时拨打急救电话。

1 保持呼吸道通畅

立刻让孩子仰卧平躺，松开衣领，轻轻扶住孩子的身体，以免造成关节损伤或摔伤。解开孩子的衣物，帮助其采取侧卧位，头偏向一侧，使呼吸道通畅。将孩子口中的唾液或呕吐物及时清理干净，以免阻塞气道。

保持孩子呼吸道畅通。

哪些原因会导致热性惊厥

热性惊厥多见于 6 个月到 5 岁的孩子。引起热性惊厥的机制尚不十分明确，主要与婴幼儿的脑发育尚未完全成熟、髓鞘形成不完善等有关，也和遗传因素有很大的关系。

② 放置稳定侧卧位

一旦惊厥停止，开放气道检查呼吸。如果孩子有呼吸，将其放置于稳定侧卧位。

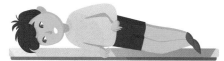

稳定侧卧位又叫"复原卧位"。

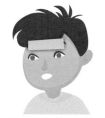

帮助孩子物理降温。

③ 积极退热

在惊厥好转后给予积极的物理降温，可以用温水擦拭孩子的皮肤，或将冰袋包在毛巾内，置于孩子的头部、腋窝、腹股沟等部位，将体温控制在正常水平，避免热性惊厥的再次发生。

④ 拨打急救电话

尽快拨打急救电话。注意监控并记录孩子的生命体征，直到救护人员到来。

日常怎么预防热性惊厥

有 3%~4% 的孩子在出生之后，发生过一次热性惊厥。热性惊厥属于可预防的疾病，做好防护措施，就可以防止此种疾病的发生和发展。

加强锻炼，提高免疫力

在平时的生活中要注意补充营养，做好饮食的搭配，加强运动锻炼，这样可以增强孩子身体的免疫力。

预防感冒，多喝白开水

家长要及时关注天气变化，及时为孩子增添衣物，避免孩子受凉，同时让孩子多饮水，以促进新陈代谢。

发热时及时降温

高热时采用药物退热，低热时采用物理降温，提前预防热性惊厥的发生。

 禁止这样做

• 用力摇晃孩子、强行控制肢体抽动、捂汗退热等。

• 给孩子吃高热量食物。热性惊厥饮食的禁忌非常多，限制高热量、高脂肪、辛辣等食物的摄入，多吃一些容易消化的清淡食物。

小儿鼻出血，
仰头、举手不靠谱

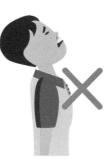

　　因为天气、疾病、外伤等因素的影响，孩子容易出现鼻出血的症状。很多家长，尤其是家里的老人，在孩子鼻出血时会采用仰头、举手等方法来止血。其实这种做法是不科学的，不仅起不到缓解作用，还会加重鼻出血的症状。那应该怎么做才是合理的呢？

小儿鼻出血
需要留意这几点

如果孩子长期、大量鼻出血，可能与身体其他疾病有关；长期反复出血，还可造成贫血。家长务必重视，及时带孩子去医院检查。

有时鼻血流至咽部，可能表现为"吐血"。这是因为当鼻出血严重时，较多的血被咽下，刺激胃部，除可引起腹痛、面色苍白、出虚汗外，还可呕吐出咖啡样物，即胃酸与血液发生反应，致使血液变成咖啡色。

当出血量过大时，可能会引起失血性休克，危及生命。

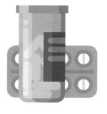

小儿鼻出血时怎么做

① 保持镇定

　　孩子突发鼻出血，家长要保持冷静，先安抚孩子，不要让孩子头部后仰。若口中有血液或分泌物，让孩子吐出来。

不要向后仰头。

② 指压止血

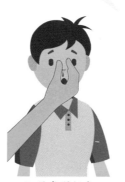

　　如果孩子鼻出血量较小，可让孩子坐下，身体前倾，然后用拇指和食指捏紧两侧鼻翼根部，持续按压10分钟，同时让孩子暂时用嘴呼吸，一般5分钟左右即可止血。
　　出血量较大或者指压法不能止血时，可把脱脂棉卷成鼻孔粗细的条状，然后塞到孩子鼻腔里，充填鼻腔。注意，不要填充太松，否则达不到止血效果。

捏紧鼻翼根部。

哪些原因会导致鼻出血

过敏导致的鼻痒，频繁挖鼻、揉鼻损伤鼻黏膜，所引起鼻腔的炎症，均会增加鼻部的出血倾向。

不正确的鼻腔清理方式，比如使用棉签、手指清理孩子鼻屎。

居住环境过于干燥，容易导致鼻腔黏膜毛细血管破裂而出血。

鼻出血止住后，急于清理鼻孔内的血凝块，容易导致未愈合的黏膜再次出血。出血后，短时间内剧烈的打喷嚏和用力揉鼻子，也会导致再次出血。

食用含有巧克力成分的食物、坚果等易致过敏的食物也会导致孩子鼻出血。

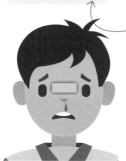

❸ 冷敷止血

冷敷可收缩血管，加快止血速度。用冷湿毛巾或干毛巾包裹冰袋敷在孩子的鼻梁上或鼻翼软骨附近，但不要影响指压止血。可将其视为指压止血的辅助手段。

可用冷湿布条敷鼻梁。

❹ 及时就医

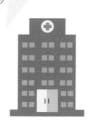

因流鼻血而致命的情况十分罕见，所以家长不必过于担心、紧张。但如果出血时间超过20分钟依旧无法有效止血，请立即带孩子到医院诊治。

日常怎么预防小儿鼻出血

日常生活中，预防小儿鼻出血，可以从减少鼻腔刺激、加强生活管理入手，主要有以下几点。

平时多喝水，养成不挑食、不偏食的习惯

儿童应养成良好的饮食习惯，营养均衡，多吃富含维生素C的蔬菜和水果，因为维生素C可以预防坏血病。

改掉经常抠鼻孔的习惯

手指在鼻腔内反复掏挖，容易损伤鼻腔黏膜以及鼻黏膜下血管，从而导致鼻腔出血等。

保持鼻腔黏膜湿润

干燥的季节或者孩子的鼻腔有炎症时，在医生的指导下涂抹红霉素软膏可以保持鼻腔黏膜的湿润度，预防鼻出血。

禁止这样做 ❌

- 仰头。仰头易导致血液经鼻腔、咽后壁流入食道和胃；出血较多时，仰头易发生呛咳、呕吐，甚至窒息。
- 用卫生纸反复填塞鼻腔。用卫生纸塞鼻孔止血后，当取出与黏膜粘在一起的纸团时，易对鼻腔造成二次损伤。另外卫生纸生产时残留的有害物质，也会影响鼻腔黏膜的愈合。

鱼刺卡喉，这4件事不要做

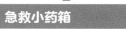

急救小药箱

　　鱼刺被拔出后，症状不严重时，可以不用特殊处理。如果出血比较严重或鱼刺位置比较深，可给予口服止血药物治疗。出现咽喉发炎、红肿、化脓的情况，可以口服头孢类或阿莫西林等抗生素预防伤口感染。

　　鱼刺卡喉是生活中经常会发生的意外，孩子因为年龄小、经验少，不知道怎么吃鱼，更容易发生这样的意外。

　　人体的咽喉周围有许多大血管，一旦被鱼刺划伤血管，容易造成大出血。即使只是划破黏膜，也可能会引发感染。因此孩子被鱼刺卡住喉咙时，一定要采取科学的急救方法。

鱼刺卡喉需要留意这几点

如果身边还有人，可请其帮忙将孩子的头部扶好、固定，以防孩子乱动，使鱼刺划伤喉咙。

如果鱼刺取出，但孩子仍有吞咽困难和咽喉疼痛的情况，可能还有未取出的鱼刺，要立即带孩子就诊。

对于鱼刺卡喉，积极预防十分重要，比如帮孩子把鱼刺挑干净或选择刺少的鱼类食用（如黄花鱼、鳕鱼、银鱼等）。

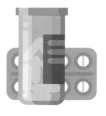

鱼刺卡喉时怎么做

1 安抚孩子

　　不要让孩子哭闹，以防鱼刺卡得更深。

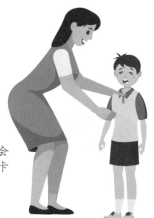

哭闹可能会导致鱼刺卡得更深。

2 找到鱼刺

　　让孩子尽量张大嘴巴，用汤匙、牙刷柄抵住舌头前部，用手电筒照射咽喉部位，仔细观察鱼刺卡住的位置。

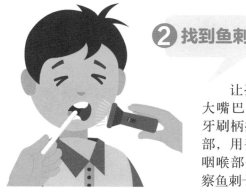

仔细观察鱼刺的位置。

哪些原因会导致鱼刺卡喉

除了有些鱼本身鱼骨较多且细小，吃的时候不容易被发现，还可能是由于有些孩子的磨牙还没有长出来，咀嚼功能和喉部的防御反射功能差，保护功能不健全；家长不恰当地喂食，或在喂食时故意惊吓、逗戏或打骂孩子，都可能造成鱼刺卡喉。此外，孩子吃东西时注意力不集中、咀嚼时间太短、吞咽速度过快也易导致鱼刺卡喉。

❸ 自行取出

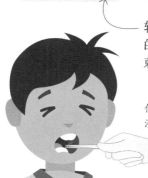

若鱼刺卡得比较浅，可用消毒后的镊子，轻轻将鱼刺夹住并取出。

使用镊子前可用沸水进行消毒。

❹ 及时就医

若看不见鱼刺，说明卡得较深，要及时带孩子到医院就诊，请医生用专业工具将鱼刺取出。

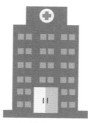

鱼刺较深时及时就医。

日常怎么预防鱼刺卡喉

日常生活中不可能不给孩子吃鱼，为了避免孩子被鱼刺卡到，就要多下功夫。

吃鱼时一定要细嚼慢咽

孩子在吃鱼时，家长要嘱咐孩子细嚼慢咽，感觉到不对时，立刻把吃进去的吐出来，不要再咽下去。

选择肉多、刺少的鱼

尽量选择肉比较多、刺比较少、个头比较大的鱼来烹饪，这样在吃鱼的时候也更方便挑出刺。

处理鱼时尽量将鱼肉和鱼骨分离

家长在处理鱼的时候，可以取出鱼骨，只留鱼肉。

禁止这样做 ✖

• 吞咽饭团。如果用饭团挤压尖锐的鱼刺，会把鱼刺越挤越深，刺入黏膜内，甚至可能刺破食道或血管。

• 喝醋。鱼刺只有长时间浸泡在醋里才会被软化，短暂停留毫无作用。

• 用手指抠。口腔小、手指短，根本无法抠出鱼刺，反而会引发恶心、呕吐等不适，甚至会损伤口腔黏膜。

• 主动咳嗽。鱼刺细小，咳嗽的冲击气流无法把鱼刺挤出来，反而会加剧痛苦。

小儿烧伤、烫伤，冲、脱、泡、盖、送

急救小药箱 ✚

　　小儿烧伤、烫伤可以使用红霉素软膏进行局部涂抹，起到消炎、促进伤口愈合的效果。而喜辽妥（多磺酸粘多糖）乳膏可以防止色素沉着和疤痕形成，并且还可以止痒，因此可以在烧伤或烫伤后期使用。

　　烧伤、烫伤是生活中常见的意外。导致烧伤、烫伤的原因很多，如日晒、火焰烧伤或灼伤、热液（包括热粥、热汤、热水等）烫伤、电击伤、洗涤剂等化学物品烧伤。孩子被烧伤或烫伤后，要遵循"冲、脱、泡、盖、送"5步护理原则。

小儿烧伤、烫伤病情判断

　　小儿烧伤、烫伤可分为三级，其中，Ⅱ度又分浅Ⅱ度和深Ⅱ度。

烧伤、烫伤分级及症状表现

烧伤、烫伤分级	症状表现
Ⅰ度	皮肤红斑，轻度红肿，干燥无水疱，有疼痛感和烧灼感
浅Ⅱ度	伤及整个表皮甚至真皮层，有大小不一的水疱，水疱壁较薄，内含黄色澄清液体；水疱底部呈红色、湿润，水肿，有剧烈疼痛感
深Ⅱ度	伤及真皮层，表皮下积薄液或水疱较小，水疱壁较厚，水疱底部呈浅红色或红白相间，肿胀明显，痛感迟钝
Ⅲ度	伤及皮肤全层，可深达肌肉，创面无水疱、无弹性，干燥如皮革样或呈蜡样，痛感消失

　　对于Ⅲ度烧伤、烫伤，要立即用干净被单或衣物简单包扎，避免伤口污染及造成二次损伤；第一时间拨打120急救电话或送往医院。因为严重烧伤、烫伤会造成休克等严重后果，而且普通急救效果不佳，必须尽快送医。

小儿烧伤、烫伤怎么做

　　孩子烧伤、烫伤之后，可以视情况严重程度采用合适的护理措施。如果伤情不严重，先用凉水冲洗伤口，再涂抹烫伤膏治疗就可以了。如果伤情比较严重，先遵循以下步骤护理，再送医院进行救治。

❶ 用冷水冲洗伤口

用流动的自来水冲洗。

　　首先要移开热源，或者使孩子远离热源，并对孩子进行安抚。然后迅速将受伤部位以流动的自来水冲洗，以快速降低皮肤表面热度。通常冲洗15~20分钟，以伤口疼痛明显降低为标准。

　　充分冲洗，孩子感觉不到明显的疼痛后，再小心除去衣物。必要时，可以用剪刀剪开衣服，或暂时保留粘住部分，尽量避免将水疱弄破。

❷ 小心地除去衣物

剪衣服时避开破损部位。

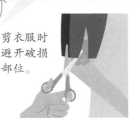

烧伤、烫伤后怎么护理

孩子的皮肤组织生长速度较快，所以只要合理用药，一般3~5天伤口就会好转。若伤口面积过大，就需要2天换药1次，这样才可以让伤口更好地恢复。另外，在烧伤、烫伤恢复期间，多给孩子吃富含维生素的食物，可以促进伤口的愈合。

❸ 用冷水浸泡伤口

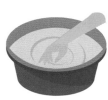

此时应进一步将伤口浸泡于冷水中，可减轻疼痛并稳定情绪。但若烧伤或烫伤面积过大，孩子年龄较小，则不必浸泡过久，以免体温下降过低，或延误治疗时机。

注意浸泡时间。

用干净床单或布、纱布等覆盖受伤部位，以减少外界的污染和刺激，包扎好再送医。

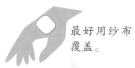

最好用纱布覆盖。

❹ 盖上纱布

❺ 前往医院就医

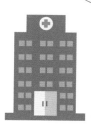

除面积很小的烧伤、烫伤可以自己处理外，较大的伤口，或是家长有所疑虑，最好送往附近的医院做进一步的创面处理。若伤势面积较大甚至需要住院治疗，可以选择送到设施条件好、专业的烧伤专科医院。

伤势严重时及时就医。

日常怎么预防小儿烧伤、烫伤

想要避免孩子被烧伤、烫伤，首先要看管好孩子，让孩子远离烫、热的物体。开水应存放于密封不锈钢的保温壶中，防止孩子打翻烫伤。

杜绝烫伤的可能

看管好孩子，避免孩子接触任何有烫伤可能的金属、热水。

需要冷热水混合时先倒冷水

洗澡的时候，如果先倒了热水，然后再去接冷水的时候，孩子误入澡盆里，可能会引起比较大面积的烫伤。所以应该先倒冷水、后倒热水，而且家长要先试水温。

 禁止这样做

• 涂抹牙膏、草木灰等。由于医生在清理伤口时需要将创面上的附着物清理干净，所以对于面积比较大、水疱大的创面不要外涂牙膏等物质，不仅不能缓解症状，还会造成感染。

• 挑破水疱。烧伤、烫伤后把水疱弄破，有可能发生感染。

猫、狗咬伤，
及时注射狂犬疫苗

急救小药箱

被猫、狗咬伤冲洗伤口后，不用包扎，也不用上药，要尽快带孩子去医院注射狂犬疫苗。尤其是孩子被抓破、咬伤后，更应该提高警惕，不能大意。

孩子一般都非常喜欢小动物，比如，常见的猫和狗，但是孩子在逗动物玩的时候，会不可避免地被抓伤或咬伤。

据世界卫生组织官方资料显示，世界各地都存在狂犬病，即使是家养的宠物也有携带狂犬病毒的风险。

被猫、狗咬伤
需要留意这几点

被猫、狗咬伤，往往伤口外面小、里面深。因此在冲洗时要把伤口稍微扩大，让其充分暴露，并用力挤压出污血。

处理伤口时，不要用嘴吮吸，避免造成伤口或口腔感染。

并不是只有猫和狗会携带狂犬病毒，家养的其他宠物和野生动物都有可能携带狂犬病毒。

并不是只有被咬出血，才需要打狂犬病疫苗。被没有打过疫苗的动物咬伤、抓伤，或是裸露的伤口被舔，都可能被感染。

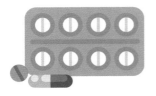

被猫、狗咬伤后怎么做

狂犬病是迄今为止人类死亡率最高的急性传染病之一。一旦狂犬病发生，死亡率高达100%。孩子被猫或狗咬后，在带他去医院注射疫苗之前，父母还可以做一些紧急护理措施。

1 冲洗伤口

立即用流动的清水冲洗伤口，并用肥皂清洗；肥皂清洗后流水冲掉泡沫。反复进行，不少于20分钟。

用肥皂和流水冲洗伤口。

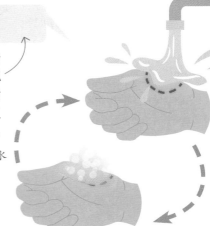

及时消毒。

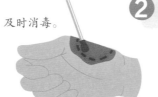

2 局部消毒

冲洗后，用碘伏或酒精对伤口进行消毒。

哪些原因会使孩子被咬

孩子无故拍打、挑衅猫或狗等动物时，会使它们感到不安全，咬便成为它们保护自己的方式；还有些动物天生不喜欢与人亲近，或有过被伤害的经历，孩子的亲近行为可能会引发它们的应激反应；有些动物天生敏感，一个在啼哭或在睡觉的婴儿，也许会触发其做出攻击性的反应。

❸ 不要包扎

狂犬病毒能在厌氧环境中生存。在缺乏氧气的环境下，狂犬病毒反而会大量滋生。所以不要包扎伤口，尽量让其暴露在空气中。

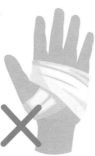

保持伤口透气。

❹ 注射狂犬疫苗

去疾控中心或指定的医院注射狂犬疫苗，共5针，注射时间分别是被咬当天、第3天、第7天、第14天、第28天。

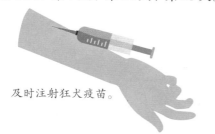

及时注射狂犬疫苗。

日常怎么预防被动物咬伤

动物是人类的朋友，不必因为害怕被咬伤就完全杜绝孩子与动物接触，可以多教育孩子如何正确与动物相处。

让孩子明白被猫、狗咬伤的危害及狂犬病的危害

让孩子在潜移默化中，接受猫、狗的危险性，在与猫、狗接触中提高警惕。

教育孩子不要过度引逗猫、狗

例如，让孩子知道大部分猫、狗都忌讳别人摸它的尾巴，因此不能去随意摸猫、狗的尾巴，更不要故意拍打、挑衅它们。

如猫、狗有护食行为，进食时不要靠近

大部分猫、狗都有护食行为，告诫孩子不要随意接近进食的动物。如果是自家的宠物，要训练、纠正宠物的护食习惯。

  禁止这样做

• 放任孩子与猫、狗单独相处，容易发生咬伤事故。

• 孩子被猫或狗咬伤、划伤时盲目止血。应该遵循"先清洗，后止血"的原则。

误食洗涤用品、药物，是否催吐分情况

孩子喜欢用嘴巴探索世界，尤其是在他们学会用手抓握之后，无论抓到什么东西都喜欢往嘴里面放。如果家长将洗涤用品放在孩子容易触及的地方，稍不注意就会误服。

当孩子误服了洗涤用品时，是否催吐需要视情况而定，如果采用不恰当的方式，不分情况进行催吐，则很有可能会对孩子的胃肠、牙齿等带来很大的伤害。

误食洗涤用品急救需要留意这几点

如果怀疑或发现孩子误食后中毒，首先把可能有毒的物质从孩子身边拿走。如果孩子嘴里还有残留的洗涤用品或者有毒物质，要立马帮他抠出来，并找一个容器存放。

孩子误食洗衣粉、洗衣液、肥皂等洗涤用品时，家长可以对其进行催吐。

孩子误食强碱、强酸类洗涤用品，尤其是腐蚀性液体时，严禁催吐，否则腐蚀性液体从胃部再经过食道，会造成二次损伤。

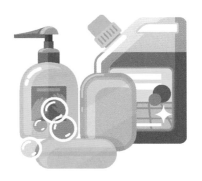

孩子误食洗衣液时怎么做

洗衣液的主要成分是多种阴离子表面活性剂，还含有多种添加剂，属于无毒或低毒物质，一般呈弱碱性。若被孩子误食，可出现恶心、呕吐、腹泻、腹痛等不适。

1 催吐

无论误食多少，都应该第一时间催吐。

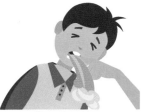

第一时间催吐。

2 喝水

如果误食量较少，催吐后需要多喝水。

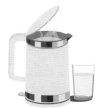

误食较少时多喝水。

3 送往医院

如果误食量较大，催吐后要立即送往医院。

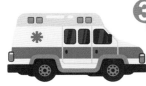

误食较多时及时就医。

3岁以内的孩子容易误食

在3岁以前，孩子对外界充满好奇，喜欢"动手"，只要是可以抓住的东西，一有机会都会往嘴巴里送。很多家庭都有常备的药物以及日常生活需要用到的洗涤用品，如果家长不注意储存，孩子很容易就接触到，一旦误食，很容易出现中毒的情况。

孩子误食清洁剂时怎么做

清洁剂大多属于偏酸性或偏碱性。若被孩子误食，可造成口腔、食道、胃的化学性烧伤，会出现口腔、咽喉、胸骨后、腹部的剧烈烧灼性疼痛，呕吐物中混有黑色血液（有出血），甚至会导致休克。

① 禁止催吐　无论误食多少，都忌自行催吐。

② 喝水　用清水漱口，给孩子喝些牛奶、蛋清或食用油，以减轻烧灼伤。

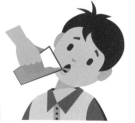

牛奶和蛋清可以减轻灼伤。

③ 拨打120　马上拨打120急救电话，或送往医院紧急处置。

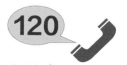

立即拨打急救电话或送医。

日常如何避免孩子误食洗涤用品

洗涤用品要收好，避免孩子接触。除此之外，要教孩子学会分辨洗涤剂，告诉孩子误食洗涤剂的后果。

用品及时收好，避免孩子接触

注意把日常使用的洗涤剂、地板清洁液等清洁剂存放在孩子接触不到的地方，且用后及时收藏好，避免让孩子接触到。

让孩子认识什么是危险的，误食会有什么后果

买回新的洗涤用品后，要让孩子认清其模样，并交代清楚它是做什么用的，若误食了又会产生什么样的后果，让孩子意识到误食的严重性。

 孩子误食洗涤剂时怎么做

· 清洗餐具、果蔬的洗涤剂碱性要强于洗衣液，因此对食道、胃的刺激性更大。若被孩子误食，呕吐、腹痛等消化道症状会更明显，其处理方法与误食清洁剂时一致。

孩子误食药物怎么办

孩子的好奇心很强，尤其是糖衣片、异形片和彩色药片等外观与糖果相似的药品，更容易吸引孩子。

误食药品对孩子的伤害不亚于其他意外。孩子身体发育不完全，一旦误食，将造成比成人更严重的伤害。因此日常生活中必须做到预防此类事件的发生。但即使遇到了这类事件，也不要慌张，正确急救才是关键。

孩子误食退热药时怎么做

日常生活中，有孩子把退热药当饮料来喝，这可能是因为很多退热药是甜的。若孩子误食了退热药，可能会有大量出汗、嗜睡等表现。

此类药物吸收较快，因此催吐的效果并不好。如果已经喝下很久了，就不需要进行催吐。

如果孩子误食量少，一般不会有什么影响，让孩子多喝水，注意观察即可。

如果误食量较多，多喝水的同时，还是无法避免脱水，建议及时带孩子到医院补液。

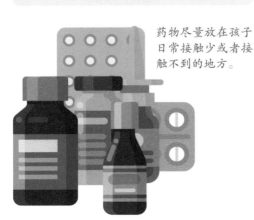

药物尽量放在孩子日常接触少或者接触不到的地方。

孩子误食降压药、降糖药时怎么做

降压药和降糖药尤其应存放妥当，一旦被孩子误食，可能会造成孩子心律失常、低血压、低血糖等，甚至会导致昏迷、休克，对生命造成威胁。

立即拨打120急救电话，或送孩子到医院诊治。前往医院时，记得带上可疑药物和说明书。

若孩子意识清醒，应给予催吐。催吐要在打完急救电话之后进行。

若孩子误食的是降糖药，可给孩子喝点糖水，以缓解低血糖的症状。

若孩子已经昏迷，不要催吐，将孩子摆放成稳定侧卧位，保持气道通畅，并密切关注孩子的呼吸、脉搏，必要时实施心肺复苏术。

日常生活中如何避免孩子误食药物

喂药时不要哄骗孩子

给孩子吃药的时候，要按照医生开的量喂药，不要多吃；不要骗孩子说药是糖果，孩子可能会趁家长不注意的时候偷吃。

不要当着孩子的面吃药

孩子具有很强的模仿能力，在孩子面前吃药，还不告诉孩子吃的是什么，孩子很有可能会模仿家长。

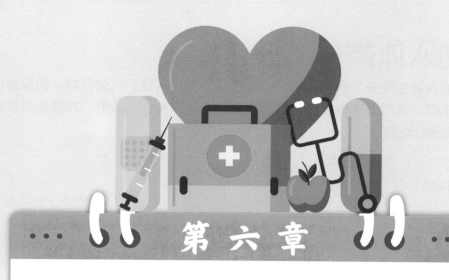

第 六 章

遭遇意外伤害，如何进行急救处理

在遭遇外伤之后，应该如何处理？哪些伤口可以自己处理？哪些伤口需要到医院处理？这些都是大家比较关心的问题。本章总结了异物类、中毒类、外伤类等几种生活中常见的意外伤害，并教大家急救处理方法，学会如何科学护理，把伤害降到最小，以更好地保护自己和家人。

异物入体类

　　异物入体主要分为异物入眼、异物入耳、异物入鼻、气管异物。因异物进入部位不同，处理办法也不同。遇到类似情况，注意保持冷静，并按照科学的急救方法进行处理。

异物入眼

　　眼睛随时处于睁开的状态，异物入眼是一种常见的现象，轻者如一些小飞虫、砂粒、毛发等进入眼睛，可以通过眨眼利用眼泪排出；如果眨眼不行，可以用生理盐水冲洗眼睛以助异物排出。遇到严重的情况，比如，一些腐蚀性液体、固体或者玻璃碴等进入眼睛，要采取科学的急救方法来处理。

病情判断

眼痛或不舒适

灼热感

流泪、眼睛发红

对光敏感

眼部有异物感

痉挛时眼睑挤到一起

视力减退

❗ 注意

• 不要触摸粘在或嵌入眼球里的东西，遮盖住眼睛，并立刻就医。

腐蚀性液体入眼急救方法

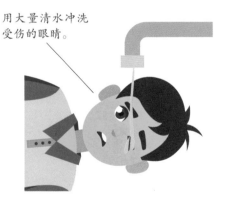

用大量清水冲洗受伤的眼睛。

❶ 冲洗眼睛
尽快用大量清水（自来水或蒸馏水）冲洗受伤的眼睛。

❷ 防止有害液体溅到未受伤部位
冲洗时，不要让水溅到患者未受伤一侧的眼睛和皮肤上，也不要溅到抢救者的身体上。

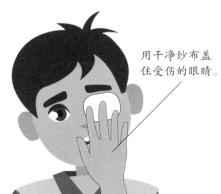

用干净纱布盖住受伤的眼睛。

❸ 及时就医
冲洗后用干净纱布盖住受伤一侧的眼睛，及时送往医院治疗。

可去除的异物入眼急救方法

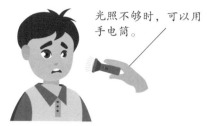

光照不够时，可以用手电筒。

① 向光而坐
如果有虫子、碎片等异物进入眼睛时，让患者向光而坐，以便查看。

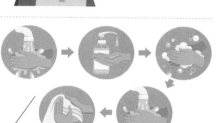

救助者清洗干净双手。

② 救助者洗净双手
救助者用洗手液和清水洗净自己的双手，并擦干。

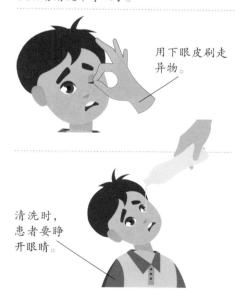

用下眼皮刷走异物。

③ 异物在上眼睑内
把患者的上眼皮轻轻拉起盖住下眼皮一会儿，利用下眼皮将藏在上眼皮内的异物刷走。

④ 异物在眼球上
用容器将干净的水滴入患者睁开的眼中，冲走异物。

清洗时，患者要睁开眼睛。

⑤ 及时送医
如上述方法均未奏效，切勿再尝试处理。此时用干净纱布轻轻盖住患者的眼睛，尽快去医院治疗，途中尽可能保持仰卧。

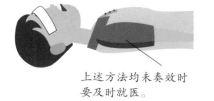

上述方法均未奏效时要及时就医。

❌ 禁止这样做
• 生石灰类的异物直接进入眼睛时，用手揉或直接用水冲洗。因为生石灰遇水会生成碱性的熟石灰，同时产生大量的热量，这样做反而会灼伤眼睛。

✅ 应该这样做
• 生石灰入眼时，先用棉签或者干净的手绢一角将生石灰粉蘸出，然后再用清水反复冲洗伤眼，至少15分钟，冲洗后一定要去医院检查和接受进一步的治疗。

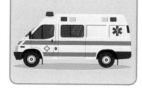

病情判断

耳鸣

耳痛

耳内瘙痒

听力下降

眩晕

反射性咳嗽

⚠️ 注意

• 不要试图用抠挖等方式清除塞入耳朵内的任何物体，可能会造成严重的损伤，并使异物进入得更深。

异物入耳

　　若异物入耳，要根据具体情况采取不同的急救措施，切勿自行强制掏出。一般来说，外耳道有异物的情况多见于孩子，因孩子好奇心强，喜欢将小物体塞入耳内。当然，成人也可发生，多为挖耳或受外伤时小物体遗留或小虫侵入等。

异物入耳急救方法

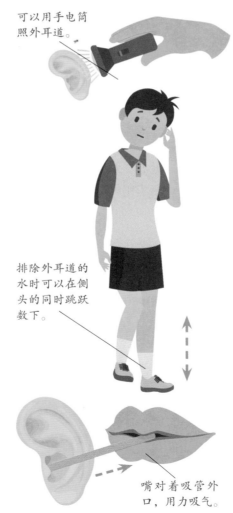

可以用手电筒照外耳道。

排除外耳道的水时可以在侧头的同时跳跃数下。

嘴对着吸管外口，用力吸气。

1 飞虫入耳

• 如果小飞虫飞入外耳道，马上用灯光或手电筒光等强光源，对着小飞虫进入的外耳道照射，小飞虫一般见光就会自动飞出来。

• 小飞虫飞入外耳道，也可滴3~5滴食用油或生理盐水，等待2~3分钟，把头歪向患侧，小飞虫会顺着油或盐水流出来。

2 外耳道进水

外耳道进水时，简易的方法是将头偏向患侧，用手将耳郭往下拉，然后同侧脚在地上跳数下，水会很快顺外耳道流出。

3 豆类入耳

假如豆类进入外耳道，可选一根直径比豆子大的吸管，轻轻地插入外耳道边缘，然后嘴对着吸管外口，用力吸气，豆子就会被吸出来。吸不出时，赶快就医。

异物入耳预防方法

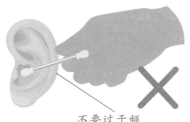

不要过于频繁掏耳朵。

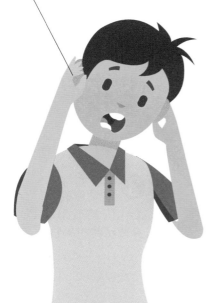

小飞虫入耳后要捂住耳朵，张口。

1 不要频繁抠挖耳垢
耳垢对外耳道有保护作用，可以使外耳道保持在适宜温度，还可防止灰尘、小虫等直接接触鼓膜，所以不要频繁地抠挖耳垢。

2 双手捂住耳朵，张口
当遇小虫等飞入外耳道时，会产生过响的声音。应用双手捂住耳朵，张口，以防鼓膜震伤。

3 防患于未然
教育孩子不要私自挖耳，玩玩具时不要随便将小物件塞入耳内。如果孩子年龄比较小，玩耍时最好有大人陪同。

4 及时排除外耳道内水分
游泳或洗澡时不慎外耳道进水，应及时将外耳道内水排出，避免引起中耳炎。

❌ 禁止这样做

• 自己盲目清除。耳朵通常有两个狭窄的区域，异物进入外耳道的持续时间过长可能会导致炎症、溃疡和出血，自己盲目尝试清除异物，可能会进一步加重伤害。
• 外耳道内滑进小圆珠、玻璃球时，用钳子取。若钳子一旦滑脱，反而会将异物送入外耳道深处。

✓ 应该这样做

• 一旦发现或怀疑有异物进入外耳道，应及时到医院就诊，千万不要乱掏。

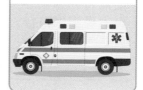

病情判断

鼻子呼吸困难
或有鼻音

鼻腔黏膜红肿

鼻腔有
脓性分泌物

鼻腔黏膜出现
糜烂、假膜

异物入鼻

异物入鼻多见于孩子，也会见于一些精神不正常或神志不清的患者。孩子大多都比较调皮，在玩耍的时候容易将花生米、纸团等小的东西塞入鼻腔，但是自己又拿不出来，不仅会堵塞鼻孔，影响呼吸，还会让孩子感到疼痛难忍。

异物入鼻急救方法

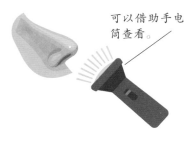

可以借助手电筒查看。

1 查清鼻孔异物
询问孩子或患者鼻孔中的异物具体是什么，并用手电筒照射查看。

使用镊子时避免伤害鼻腔。

2 用镊子取出
如果异物有一部分露在外面，可以用镊子将其轻轻取出，但不能勉强，以免损伤鼻腔。

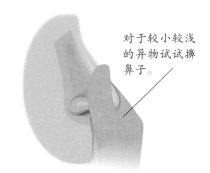

对于较小较浅的异物试试擤鼻子。

3 擤鼻子
如果鼻腔内异物较小、位置不深，可通过擤鼻动作将异物擤出。

4 及时就医
如果以上方法均不奏效，应及时去医院就医。

> **！ 注意**
> • 如果异物完全进入鼻孔里面，即使能看到异物，也不要尝试自行清除。

异物入鼻预防方法

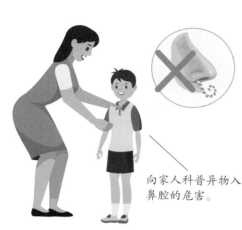

向家人科普异物入
鼻腔的危害。

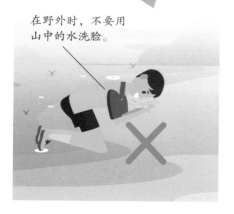

看护好神志不
清的患者。

在野外时，不要用
山中的水洗脸。

① 引起重视
向家人和朋友科普，了解鼻腔进入异物的危害，以引起重视和提高警惕。

② 教育好孩子
由于孩子是最容易出现异物入鼻情况的群体，因此家长们平时要注意做好对孩子的教育工作，如教育孩子不要把食物或玩具等塞入鼻腔。

③ 看好神志不清的患者
精神不正常或者神志不清的患者，容易把东西塞进鼻腔内。因此平时生活中，要注意做好监护措施。

④ 避免水蛭爬入鼻腔中
在野外要注意，山沟中的水不能拿来擦洗脸部，避免水蛭爬进鼻腔而吸附在鼻腔黏膜。

禁止这样做

• 用鼻呼吸。这样做会将异物吸入气管。

应该这样做
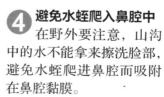

• 豆类、花生米等误入鼻孔时，可先往鼻孔里滴几滴食用油，然后用手堵住两耳和没被堵塞的一侧鼻孔，让患者闭住嘴巴用力向外喷气，使异物排出。

• 如果孩子不会擤鼻，可让其用双手将耳孔堵住，家长帮其堵住一侧鼻孔，令孩子像吹气球一样闭嘴鼓腮，让鼻子出气，直至将异物排出。

• 可以用纸捻、羽毛或小草等刺激无异物的一侧鼻孔，通过打喷嚏的方式将异物排出。

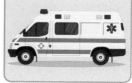

病情判断

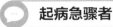

起病急骤者

剧烈呛咳

⬇

喉部喘鸣或喘吼

异物卡在喉部者

喘吼性咳嗽

⬇

声音嘶哑、失声

⬇

呼吸困难

⬇

面色青紫

⬇

呼吸道窒息

异物继续下滑者

局部出现炎症

⬇

儿童会出现
咳嗽加剧

⬇

伴有发热、呼吸困难、
咳脓痰或咯血

❗ 注意

● 常见的吸入异物
有花生米、瓜子、
枣核、小玩具、
果冻、纽扣、硬
币等。

异物入气道

　　气道异物多见于孩子，是造成孩子窒息死亡的主要原因。约 80% 的气道异物发生在 3 岁以下儿童，且 1~2 岁的孩子为高发人群，男童多见。儿童气道异物因其多样性及隐匿性，临床医生易误诊及漏诊，进而导致孩子出现呼吸道阻塞、反复喘息、慢性咳嗽等并发症，甚至危及生命。当然，成人异物入气道的问题也要引起重视。

气道吸入异物急救方法

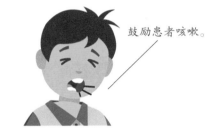

鼓励患者咳嗽。

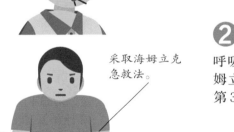

采取海姆立克急救法。

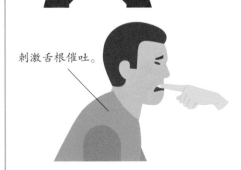

刺激舌根催吐。

❶ 有呼吸时鼓励咳嗽
　　当孩子或者成人有呼吸，鼓励其咳嗽，以帮助其清除阻塞物，清除口腔内明显可见的异物。

❷ 海姆立克急救法
　　当孩子或成人出现呼吸困难时，应采取海姆立克急救法。（详见第30~39页）

❸ 催吐
　　对于成人，可用手指伸进口腔，刺激舌根催吐。此方法适用于靠近喉部的气道异物。

❹ 及时就医
　　上述方法均未奏效时，应尽快将患者送往医院耳鼻喉科，在喉镜或气管镜下取出异物，不可拖延。

吸入异物预防方法

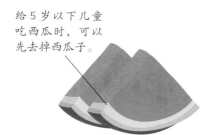

给 5 岁以下儿童
吃西瓜时，可以
先去掉西瓜子。

① 对于 5 岁以下的孩子控制其有风险的饮食

5 岁以下孩子少吃或不吃果冻、瓜子、花生米、豆类等食物。吃西瓜时可先去掉西瓜子再给孩子吃。

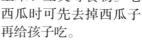

发现婴幼儿口
中含有东西要
及时取出。

② 看管好婴幼儿，避免误食

发现婴幼儿口中含有东西时，要及时设法取出。但切不可强行夺取，以免哭闹后吸入。

③ 成人改掉咬东西的习惯

成年人应改掉工作时把针、钉等物体咬在嘴里的习惯，以防发生意外。

老人无法坐起时，可采取半卧位饮水、进食。

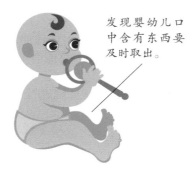

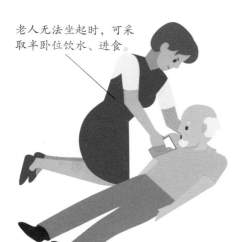

④ 老人进食时照管好

对于老人及脑血管病患者，饮水及进食时，最好采取坐位或半卧位，避免大口进食及饮水，切忌着急喂食。

✖ 禁止这样做

• 盲目尝试用手指挖取口中的异物。这样可能会把异物推入气道，引发生命危险。

✔ 应该这样做

• 如果自行尝试 1 分钟仍无法取出异物，应及时求救。

• 急救过程中发觉患者嘴唇发青或呼吸停止等情况时，应马上进行人工呼吸。

• 一旦发生了呼吸道误吸异物，即使病情不严重也应到医院进行检查和治疗，医生可以通过内窥镜取出异物。

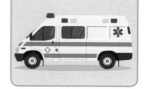

中毒类

常见的中毒情况主要包括酒精中毒、食物中毒、一氧化碳中毒、二氧化碳中毒等。其中，遇到一氧化碳中毒要第一时间将患者转移至安全环境，如果有条件，要尽快给患者吸氧。

急救小药箱

轻度或中度的酒精中毒患者可以补充葡萄糖、维生素 C，以促进酒精的代谢。症状严重的患者可以服用醒酒的药物，比如醒脑静或者纳洛酮等进行拮抗，能取得不错的解毒效果。

酒精中毒

酒精中毒是一种短暂性躯体或心理障碍。发生于酒精摄入期间或摄入后不久，表现为短暂性的意识、认知、感知觉、情感、行为或协调性紊乱，严重时可出现昏迷。

判断患者病情

酒精中毒具体可以根据其表现分为轻度中毒、中度中毒和深度中毒。

酒精中毒分级和症状表现

酒精中毒分级	症状表现
轻度中毒（兴奋期）	饮酒者脸色潮红或苍白，眼睛发红、轻微眩晕、说话增多、表现出平时不常表现出的另一面性格
中度中毒（共济失调期）	动作笨拙、走路不稳、呕吐、语无伦次或发音含糊等
重度中毒（昏迷期）	瞳孔散大、口唇微发紫、脸色苍白、皮肤湿冷、心跳加快、呼吸缓慢、有鼾声等症状，严重时还会出现抽搐、昏迷、大小便失禁，甚至呼吸衰竭而死亡

・不要接近有暴力倾向的酒精中毒者，必要时报警求助。

酒精中毒时如何急救

轻度中毒不用采取任何特殊的治疗方法。而如果中毒比较严重，可能会出现休克以及血压下降的情况。这时一定要做好保暖措施，并立刻到就近正规医院进行诊治。

❶ 解酒保暖

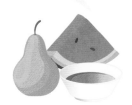

用梨、西瓜、绿豆汤等解酒。

对于轻度中毒者，可吃些梨、西瓜或喝绿豆汤、果汁等解酒。如果患者已经睡着，则需注意保暖。对于中度中毒和重度中毒者，如果对患者的状况有任何疑虑，拨打急救电话。

❷ 协助催吐

轻度中毒和中度中毒可以催吐，以减少机体对酒精的吸收；重度中毒禁止催吐或口服催吐药，以免导致窒息。

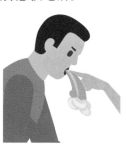

可用手指或筷子协助催吐。

酒精中毒的衡量标准

会饮酒与不会饮酒、常饮酒与不常饮酒的人，在酒精中毒的量以及程度等方面都会相差很大。一般来讲，成人的乙醇中毒量为每次 75~80 毫升，致死量为 250~500 毫升；儿童的致死量为一次 25 毫升；婴幼儿则一次 6 毫升以上就有可能致死。

急救后的护理

酒醒后，可给予无刺激性流质饮食并对症处理。对于胃部不适者，可口服氢氧化铝凝胶或硫糖铝片等胃黏膜保护剂。感到头痛者，可口服罗通定。

③ 观察后送医

出现脉搏加快、呼吸减慢时立即就医。

若患者在卧床休息后或重度中毒后出现皮肤湿冷、脉搏加快、呼吸减慢，甚至抽搐等情况时，应立即送医院治疗。

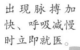

④ 进行心肺复苏术

如患者出现呼吸停止、心脏停搏的情况，应立即进行心肺复苏术，并注意防止呕吐物吸入，引起吸入性肺炎。

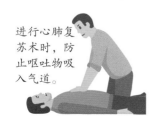

进行心肺复苏术时，防止呕吐物吸入气道。

酒精中毒如何预防

酒精中毒在生活中非常常见，大多数都是患者饮酒过量导致。因此我们一定要意识到酒精中毒的严重性，适量饮酒，以免造成不堪设想的后果。

尽量少接触爱饮酒的人

近朱者赤，近墨者黑，身边的人不饮酒，自然而然就会降低饮酒的频率，乃至戒掉饮酒的习惯。

均衡膳食，补充维生素

维生素 B_1 有助于解酒。

积极参加锻炼

运动会使大脑释放令人愉悦的化学物质，即使饭后散步也可以使人感到平静。

饮酒之前，多食用鸡蛋、豆腐等

这些食物有助于保护胃黏膜，能够促进体内酒精的排出。

! 注意

• 解酒时不宜给患者饮用茶或咖啡，否则会加重心脏负担，导致机体失水，而且有可能使乙醇在转化成乙醛后来不及再分解就从肾脏排出，从而对肾脏造成损伤。

食物中毒

食物中毒是指患者所进食物被细菌或细菌毒素污染，或食物中本身含有毒素而引起的急性中毒性疾病。食物中毒后，若不及时处理会引起身体的损害，所以要引起重视。

急救小药箱

食物中毒时，可以吃适量的维生素C，能起到解毒并且护肝的作用。出现恶心、呕吐时，可以口服甲氧氯普胺片；出现腹泻时，可以口服蒙脱石散。但是在食物中毒时，不建议自行用药进行治疗，建议到医院进行系统的解毒治疗。

判断患者病情

食物中毒后常见临床表现为消化道症状，如恶心、呕吐、腹痛、腹泻等，有时会出现一天腹泻十几次甚至几十次，并呈现水样便或黏液脓血便；部分患者还会出现体温升高，甚至出现39℃以上的高热。

食物中毒类型及症状表现

食物中毒分类	症状表现
细菌性食物中毒	恶心呕吐、发热、水样粪便
真菌性食物中毒	头疼昏迷、瞳孔异常、腹痛、腹泻、恶心、呕吐、便血
动物性食物中毒	恶心、呕吐、腹痛、腹泻等症状，共同进餐的人常常出现相同的症状
植物性食物中毒	植物中的有毒物质多种多样，毒性强弱差别较大，临床表现各异
化学性食物中毒	剧烈的呕吐、腹泻，同时伴有中上腹部疼痛。患者会出现如口干、血压降低、脉搏细弱等症状，严重者可致休克

食物中毒时如何急救

食物中毒要根据中毒时间来进行急救处理，中毒3个小时之内，可以通过洗胃的方式进行相应的排毒；如果超过4个小时，可以通过血液透析方式进行排毒，还可以通过清洗肠道的方式将相应的毒素排出体外。

1 协助催吐

用手指或筷子伸向喉咙深处，刺激咽后壁、舌根进行催吐。

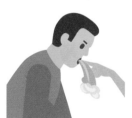

催吐时注意避免损伤喉咙。

2 补充水分

如果患者中毒较轻，神志清醒，可以多饮水、葡萄糖水或稀释的果汁。避免喝奶制品或吃油腻的食物。

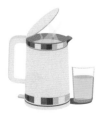

轻度中毒可通过饮水稀释。

发生食物中毒什么情况下要去医院

中毒者一般多在食后6~24小时内发病。通常情况下，若仅为轻度、中度细菌性食物中毒，临床症状较轻，通常可首选居家用药观察；若出现重度细菌性食物中毒或其他因素导致的重度中毒，需及时前往医院就诊；如果进食毒蘑菇导致食物中毒，且中毒情况较严重，也需要及时去医院治疗。

急救后的护理

经过治疗后，患者可以适当进食清淡食物，原则是从流质饮食向固体食物逐渐过渡。因为当发生食物中毒时，会导致胃部黏膜受损。若此时进食固体食物，可能会使胃黏膜进一步受损，造成恶心、呕吐、腹泻等症状进一步加重。因此，急救后尽量不要或少量进食。

③ 及时就医

不可自行乱服药物，应争分夺秒，立即送往医院抢救。

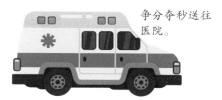

争分夺秒送往医院。

④ 携带可供化验的样本

去医院时带上怀疑为有毒食物的样本，或者保留呕吐物、排泄物，供化验使用。和患者一同进餐的人也要一起去医院进行检查。

保存呕吐物和排泄物供化验使用。

食物中毒如何预防

生活中食物中毒的原因有很多，积极的预防可以有效降低食物中毒的概率。

食物在食用前要彻底地清洁

生吃的蔬菜瓜果要洗干净，需要加热的食物要加热彻底。

选择新鲜、安全的食品，尽量不吃剩菜剩饭

保证购买正规渠道的食物，避开非正规渠道的食物，因为它们的质量无法保证，食用后容易发生食物中毒。

加强体育锻炼，增强身体抵抗力

增强身体的抵抗力也是预防食物中毒的途径之一。

！ 注意

• 若患者出现呼吸困难甚至呼吸停止的情况，应立即进行心肺复苏术。

一氧化碳中毒

　　一氧化碳中毒就是通常所说的"煤气中毒"，是指含碳物质燃烧不完全时的产物经呼吸道吸入引起的中毒。

　　一氧化碳很容易与血红蛋白结合，形成碳氧血红蛋白，使血红蛋白丧失携氧的能力和作用，造成组织窒息，严重者可能危及生命。

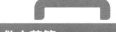

急救小药箱

　　对于平稳期患者，可以服用脑活素、维生素 B_1 等药物进行治疗。这些药物具有维持神经功能的作用，有利于病情的尽快恢复。

判断患者病情

　　一氧化碳中毒后会出现四肢无力、头痛头晕、恶心想吐的症状，甚至还会出现短暂的昏迷，皮肤呈现樱桃色，还会出现大小便失禁等。昏迷的时间越长，后遗症会越严重，比如痴呆，严重者甚至会瘫痪。

一氧化碳中毒分级及症状表现

一氧化碳中毒分级	症状表现
轻度中毒	头痛、头晕、心慌、耳鸣、眼球转动不灵活、恶心呕吐、全身无力等
中度中毒	意识不清，皮肤、口唇、指甲出现樱桃红色
深度中毒	呼吸困难、肺水肿、心律不齐、体温升高、皮肤苍白或青紫，以及昏迷、肢体瘫痪、癫痫发作等

⚠ ·患者如果清醒，不一定是安全的表现。若没有医生的允许，即使患者清醒了，也不能急于出院。

一氧化碳中毒时如何急救

①　通气、保暖

　　立即离开中毒现场，呼吸新鲜空气，同时注意解开衣扣、皮带等束缚物，并注意保暖。

②　就地休息

解开衣扣、皮带等束缚物。

　　离开中毒现场后，应就地休息，尽量少活动。

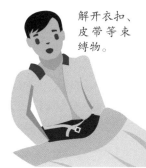

③　如有必要，采取相应急救措施

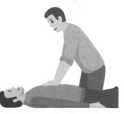

呼吸、心跳停止时立即进行心肺复苏术。

　　在患者昏迷、呕吐的情况下，应及时清理其口鼻内的分泌物，以免窒息。若患者心跳、呼吸停止，应马上进行心肺复苏术。

二氧化碳中毒

二氧化碳中毒是指人处于浓度比较高的二氧化碳环境中，出现体内二氧化碳过多与缺氧的一种疾病。

引起二氧化碳中毒的原因有两种：一是长时间处于低浓度二氧化碳环境中；二是突然进入高浓度二氧化碳环境中。

急救小药箱

轻微的二氧化碳中毒，可以到空气新鲜的地方，并且避免吃辛辣刺激、油腻食物，多喝汤水，多吃蔬菜和水果即可。严重者则需要到医院，使用高压氧治疗。

判断患者病情

二氧化碳中毒绝大多数是急性中毒，主要表现为昏迷、腱反射消失、瞳孔放大或者缩小、大小便失禁、呕吐等，甚至有的患者会出现休克、呼吸停止。

急性二氧化碳中毒容易发生在什么场所

急性二氧化碳中毒主要发生在密闭和通风不好的地窖、矿井、下水道、枯井、粮仓、发酵室等处。因为在密闭的室内或封闭的空间中，二氧化碳的浓度会随着时间的推移而逐渐升高，氧气的浓度会逐渐降低。如果贸然进入这些场所就容易导致急性二氧化碳中毒。

所以进入长期密闭的废井、地窖、矿井、下水道等高浓度的二氧化碳场所前，先通风排气，再测量一下二氧化碳浓度，然后根据情况采取必要的防护措施再进入。

· 即使马上脱离中毒环境，患者也要在几小时后才会苏醒，并仍会感到头痛、头晕、浑身无力等。

二氧化碳中毒时如何急救

❶ 通气、保暖

迅速让患者远离现场，呼吸新鲜空气。注意保暖，可以盖上衣服、毛毯等。如有条件，可进行吸氧。

有条件时要让患者吸氧。

❷ 进行心肺复苏术

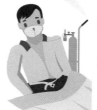

进行胸外按压。

若患者呼吸、心跳停止，应立即进行心肺复苏术。

❸ 镇静、降温

给予镇静药。　冰袋冷敷。

若患者出现惊厥，可给予镇静药治疗。若患者出现高热，可使用物理降温，成人可采取冰袋冷敷，儿童可采用洗澡的方式。

采用洗澡降温，确保患者精神状态良好。

外物烧伤、冻伤、擦伤类

　　生活中一不小心就很容易受伤，尤其是灼烧伤和擦伤就很常见。受伤的部位会不可避免地感到疼痛，甚至在一定程度上对工作和生活产生影响，那么必要的灼烧伤、擦伤、冻伤急救法就需要掌握了。

烧伤、烫伤

　　烧伤和烫伤虽然致伤原因不同，但都是热力对皮肤的损伤，都可以产生不同深度的烧伤、烫伤创面。两者的治疗原则也是一样的，都是根据创面深度的不同，采用包扎或者暴露的非手术治疗方式以及削痂植皮的手术治疗方式。

烧伤、烫伤分级及症状表现

烧伤、烫伤分级	症状表现
轻度	伤处红肿、触痛
中度	皮肤变红有刺痛，可见水疱
重度	皮肤各层受到影响，神经、脂肪组织、肌肉和血管可能也会有损伤

烧伤、烫伤急救

① 保持冷静

　　被烧伤、烫伤后首先要保持冷静。

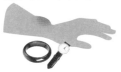

如果手部受伤，及时摘掉手上的饰品。

② 冷水冲洗

迅速用冷水冲洗。

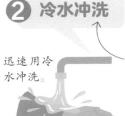

　　不要急于脱掉贴身衣服，应迅速用冷水冲洗，可以止痛、减少渗出、避免肿胀。如果受伤部位肿胀，应立即除去手表、手镯、指环、紧窄的衣物等。等冷却后，再将贴身衣服小心地脱去，避免撕破烧伤、烫伤后形成的水疱。

③ 避免感染

不要扎破水疱。

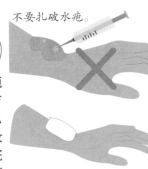

　　如果出现水疱，不可用注射器吸出疱液，也不要扎破，防止感染。如果水疱已破，可用医用纱布（最好是凡士林纱布）完全盖住水疱，避免感染，直到水疱消失。

用医用纱布完全盖住水疱。

如何预防烧伤、烫伤

　　日常生活中，对与热源有关的东西都需要提高安全意识，避免与火源、热物品（水、电、气、暖）的接触；易燃易爆物品、化学试剂在任何时候都不能放于家中；饮水机要设有安全锁，一定要置于孩子不能接触到的安全地带。

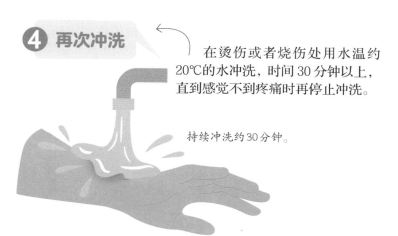

❹ 再次冲洗

　　在烫伤或者烧伤处用水温约20℃的水冲洗，时间30分钟以上，直到感觉不到疼痛时再停止冲洗。

持续冲洗约30分钟。

　　冷水处理后把创面拭干，然后用消过毒的医用纱布、干净手帕等轻轻盖住伤口；紧急时，可用保鲜膜代替，迅速把患者送到医院。

用纱布轻轻盖住伤口。

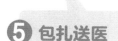

❺ 包扎送医

急救后的护理

　　皮肤烧伤、烫伤要注意创面清洁和干燥，冷水冲洗后应避免再浸水。如果创面在 1~2 天后还是红肿或者疼痛加剧，则可能是受到了感染，要在医生指导下进行治疗，以免增加不必要的痛苦。

❌ 禁止这样做

• 用紫药水、牙膏、酱油、黄酱、碱面、草木灰等物质涂抹伤口。它们不但没有治疗效果，反而会造成感染，并给入院后的诊断治疗造成困难。
• 用冰水对伤口进行冲洗。这样可能会导致冻伤。
• 用黏性敷料如棉花或胶布等直接包裹伤口。这样会导致敷料与伤口粘在一起。

✔ 应该这样做

• 面部等不能冲洗或浸浴的部位可用冷敷的方式进行降温。
• 如果烫伤、烧伤后表皮脱起，尽可能多地保持伤口被表皮盖住，不能剪去脱起的表皮，以防感染。

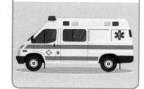

强碱灼伤

　　常用的强碱有氢氧化钠、石灰等，强碱对人体皮肤组织的破坏性较强，因为强碱可以深入组织并导致组织蛋白质溶解。被强碱灼伤后，必须对伤口进行及时处理，以免造成伤口感染。

强碱灼伤症状

- ✓ 创面呈褐色，局部疼痛剧烈，创面呈进行性加深。

- ✓ 损伤已超过皮肤全层，但皮肤表现出湿润油腻状，皮纹毛发均在。

- ✓ 因为强碱类物质的蒸气对眼和上呼吸道有强烈刺激，可引起眼和上呼吸道烧伤。

- ✓ 被强碱灼伤后，组织损伤范围大，早期肿胀明显，失液量大，易引起休克。

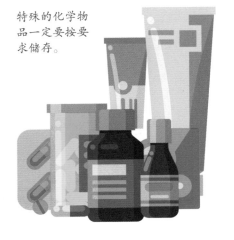

特殊的化学物品一定要按要求储存。

强碱灼伤急救

1 皮肤灼伤

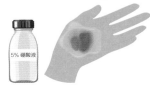

用大量流动的清水冲洗。

脱去污染衣物，用大量流动清水冲洗被灼伤的皮肤20分钟或更久。如果被氢氧化钾灼伤，要冲洗到创面无肥皂样滑腻感，再用5%硼酸液温敷10~20分钟，然后再用水冲洗。

5% 硼酸液

被氢氧化钾灼烧时，先用水冲洗，再用5%的硼酸液温敷。

2 眼睛灼伤

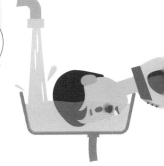

　　立即用大量流动清水冲洗，患者也可把面部浸入充满流动水的器皿中，转动头部、睁大眼睛进行清洗，冲洗10~20分钟，然后再用生理盐水冲洗，并滴入抗生素滴眼液。

可以把整个面部浸入充满流水的器皿中，睁大眼睛。

生活中的强碱物质

我们平时生活中经常接触的东西，有很多是碱性的物质，比如洗涤剂、洗衣粉、肥皂、电池、水泥、石灰水、小苏打等。强碱物质使用不当时会对身体造成伤害，比如，生石灰入眼，农业常用肥料中的氨水灼烧皮肤等。因此我们要学会分辨生活中具有危害性的物质，使用时一定要做好保护措施。

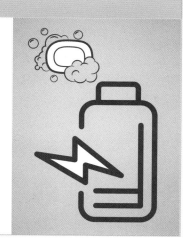

❌ 禁止这样做

• 皮肤被强碱灼伤后用其他酸性液体冲洗。这样做会产生中和热从而加重灼伤。

• 将沾有大量石灰粉的灼伤部位直接泡在水中。石灰遇水生热会加重伤势。

❸ **消化道被灼伤** ←

立即口服食醋、牛奶等液体。

少量误食强碱物质，立即口服食醋、柠檬汁等中和，再喝点蛋清、牛奶或植物油保护消化道黏膜，并立即就医，禁止催吐和洗胃。

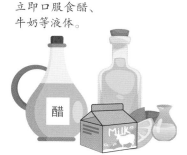

对于生石灰，一定要先清扫干净，否则可能引起进一步灼伤。

❹ **因生石灰引起的灼伤** ←

如果生石灰落在皮肤上，先清扫干净，再用大量的生理盐水反复冲洗创面；然后用干净的被单或衣物简单包扎创面，并立即送往医院治疗。如果没有生理盐水，最好直接前往医院接受治疗。

✔ 应该这样做

• 在被灼伤后，需要适当静脉补液。因此在处理好伤口后，无论是否严重，最好都送往医院治疗。

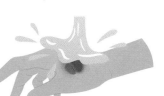

用生理盐水冲洗。

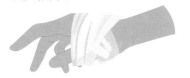

简单包扎创面。

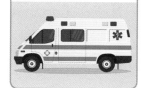

强酸灼伤

强酸灼伤属于化学性烧伤，和热力烧伤相似，一般是由硫酸、硝酸、盐酸等无机酸引起的皮肤灼伤。损伤发生后，最重要的就是赶紧脱离酸性物质，并将灼伤部位放到水龙头下，用流水不停地冲洗，去除皮肤上的化学物质，降低局部温度，减少进一步损伤。

强酸灼伤症状

☑ 各种不同的酸灼伤，其皮肤产生的颜色变化也不同。此外，颜色的改变与强酸灼伤的深浅有关，潮红色最浅，灰色、棕黄色或黑色则较深。

硫酸灼伤： 呈青黑色或棕黑色。

硝酸灼伤： 先呈黄色，然后转为黄褐色。

盐酸灼伤： 呈黄蓝色。

三氯醋酸灼伤： 先为白色，然后变为青铜色。

☑ 氢氟酸灼伤可侵入皮肤组织深部，造成骨质和深部组织细胞脱水、凝固性坏死，产生剧痛。

☑ 大多数强酸灼伤很少有水疱，甚至创面较为干燥，易结痂，待皮肤伤口完全愈合，可自然脱痂。

☑ 氢氟酸灼伤可出现局部红斑伴中心坏死，局部红斑可逐渐发展为白色的、质稍硬的水疱，水疱中充满脓性或干酪样物质。

强酸灼伤急救

① 去除衣物，流水冲洗

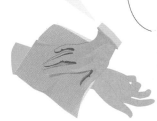

迅速脱去或剪去污染的衣物，立即用毛巾擦干创面，再用大量流水冲洗20~30分钟。

擦拭创面的时候要轻柔。

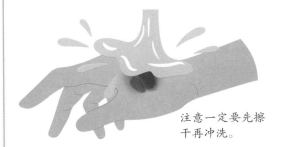

注意一定要先擦干再冲洗。

② 用碳酸氢钠湿敷

初步冲洗后，用5%碳酸氢钠溶液湿敷5~10分钟，然后再用水冲洗约5分钟。

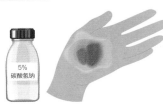

用碱性溶液中和处理。

生活中的强酸物质

　　卫生间中用于清洁马桶污垢的清洁用品，以酸性为主。比如洁厕灵，主要成分是盐酸，有腐蚀性。因此在清洁马桶时，应做好防护措施，可佩戴清洁手套。

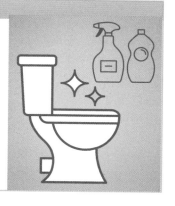

❌ 禁止这样做

• 口服碳酸氢钠、催吐或洗胃。这样做容易加重胃黏膜损伤程度。

❸ 处理后尽快就医

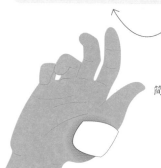

　　冲洗过后，用干净的单层纱布将伤口擦干，并用干净的消毒纱布覆盖创面，尽快就医。

简单处理创面后及时就医。

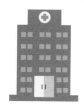

✓ 应该这样做

• 消化道被强酸灼伤后可以口服牛奶、蛋清、豆浆或食用植物油200毫升。
• 患者清洗患处时疼痛变得严重，要鼓励患者忍耐，坚持清洗患处。
• 冲洗后用浓度为5% 的碳酸氢钠溶液湿敷，再用流水冲洗掉中和液。

❹ 灼伤呼吸道或眼部的急救

　　若是呼吸道吸入酸性物质，并伴随咳嗽症状，那可能是灼伤了呼吸道，患者需要雾化吸入 5% 碳酸氢钠。如果眼部也溅入了酸性物质，用生理盐水冲洗眼眶，并且用大量的清水清洗面部。

用生理盐水冲洗眼眶。

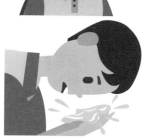

清洗面部。

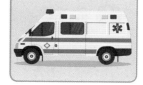

冻伤

冻伤的发生，主要是由于身体长时间处于寒冷潮湿环境中，从而引起局部组织或者器官的损伤。轻度的冻伤表现为皮肤颜色改变，远离寒冷环境即可逐渐缓解症状。重度冻伤则对组织或者器官损伤比较大。

冻伤分级及症状表现

✓ **轻度冻伤：**冻伤皮肤刚开始会发红、发硬，然后又会发紧、发亮，之后变成灰白色。

✓ **中度冻伤：**出现小水疱，在天气转暖的时候，患处皮肤会发痒，然后慢慢愈合。

✓ **重度冻伤：**局部皮肤会出现溃疡、坏死等情况，还会伴随剧烈疼痛、感觉异常等症状。

冻伤急救

❶ 恢复体温

用与体温一致的温水浸泡患部使之升温，30 分钟后擦干保温，之后也要注意对患者进行保暖。

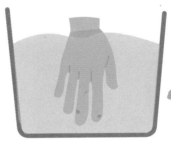 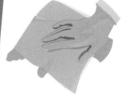

用和体温一致的温水浸泡患部。　轻轻用毛巾擦干。

❷ 抬高患肢

将患肢抬高，防止受压，减轻水肿，防止组织损伤加重。

借助被子等工具将患肢抬高。

❸ 轻度冻伤要包扎

对于轻度冻伤患者，选择柔软干燥的吸水性敷料做保暖包扎。

❹ 脱下衣物要看情况

全身冻伤者，要迅速将患者转移到温暖的环境，同时去除冻结的衣服和鞋袜。如果手套黏在肢体上，不要强行脱下，可以将其一同浸入温水中，解冻后再取下来。

如何预防冻伤

遇到严寒天气，衣着宜宽松、厚软而不透风，尽可能减少暴露在外的体表面积。要保持衣服、鞋袜等干燥，湿后应该及时更换。在严寒的环境中，要适当活动，避免肢体长期静止不动，这样可以促进血液循环，防止冻伤的发生。

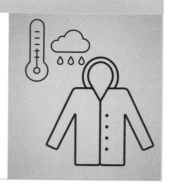

❌ 禁止这样做

• 用冰雪涂擦伤处，用火烤或者用热水烫。用冰雪涂擦的方式会扩大冻伤范围；用火烤或是用热水烫，会使冻伤不断加重，甚至发生溃烂。

⑤ 让患者保持清醒

全身冻伤时，体温降到20℃以下就很危险。此时一定不要让患者睡觉，采取措施使其强打精神并振作。

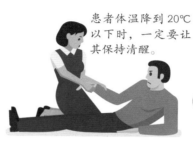

患者体温降到20℃以下时，一定要让其保持清醒。

⑥ 进行心肺复苏术

当全身冻伤者出现脉搏、呼吸变慢时，需要保证其呼吸道畅通，并进行心肺复苏术。

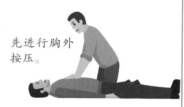

先进行胸外按压。

再做人工呼吸。

✓ 应该这样做

• 温度恢复后，如果患者出现局部剧烈疼痛的症状，可以让其口服止痛片。
• 如果患者脸部冻伤，可以用温度为38~42℃的温水将两条毛巾浸湿，然后持续交替温敷。

⑦ 重度冻伤的伤口处理

对于重度冻伤，在创面糜烂处可用含有抗生素的软膏消毒，然后包扎，并注意保暖。

⑧ 注意保持关节与肌肉的灵活性

在冻伤的急性期，患肢一定要避免运动。急性炎症消除后，要尽早活动手指关节，防止关节僵硬，促进肌肤张力恢复，保护肌肉和韧带的灵活性。

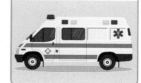

晒伤

由于夏季紫外线比较强，很多人都会出现晒伤的情况。晒伤是皮肤接受强烈光线照射引起的一种急性损伤性皮肤反应。患处皮肤表现为红肿、灼热、疼痛，甚至出现水疱、灼痛、皮肤脱屑等症状。

晒伤分级及症状表现

☑ **一级晒伤**：局部皮肤经日晒后出现弥漫性红斑，边界清楚。

☑ **二级晒伤**：局部皮肤红肿后，继而出现水疱甚至大疱，疱壁紧张，疱液为淡黄色，有灼痛或刺痒感；水疱破裂后，呈糜烂面，不久后干燥结痂，遗留色素沉着或色素减退。

晒伤急救

冷敷

对于红肿、疼痛的皮肤，可进行较长时间的冷敷。先将毛巾或纱布浸泡在冰水里，再取出裹住晒伤的部位。

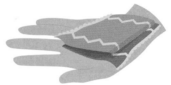

用冰水浸泡湿毛巾，湿敷患处。

口服或者外用药物

出现红斑并伴有瘙痒，可以口服抗过敏的药。红斑面积不太大的情况下，可以外用激素软膏，同时使用消炎、止痛的药物改善症状。

注意尽量不要弄破水疱。

轻轻擦拭创面

出现水疱、创面糜烂的情况，属于二级晒伤，用沾上冰水的消毒棉轻拍晒伤的皮肤。尽量不要弄破水疱，让水疱通过身体自行吸收化解。水疱若不小心破了，可以涂上消炎药膏。在痊愈之前，避免使用任何护肤品。

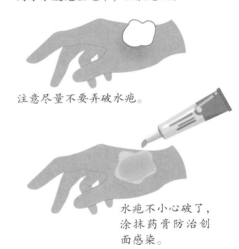

水疱不小心破了，涂抹药膏防治创面感染。

如何预防晒伤

养成每天防晒的习惯。外出之前，请务必涂抹防晒产品。

注意补水。如果皮肤干燥脱水，原来的保护功能将逐渐减弱，因此保持皮肤滋润很重要。

补充维生素，比如维生素 C 和维生素 E。维生素 C 可以稀释黑色素，维生素 E 是一种抗氧化剂，可抑制皮肤氧化并抑制黑色素沉淀或再生。

切割伤

切割伤是指皮肤、皮下组织或深层组织受到锐器划割而发生破损裂伤。切割伤的伤口一般比较整齐，面积小，但出血较多，严重者可切断肌肉、神经、血管等，甚至使肢体离断。

切割伤分级及症状表现

✓ **轻度切割伤：** 一般仅伤及皮肤组织，可表现为皮肤破损、流血、疼痛。

✓ **重度切割伤：** 除皮肤破损、流血、疼痛外，还会表现出受损部位的感觉和功能障碍。流血过多时，会出现意识模糊、血压下降、休克等表现。

切割伤急救

1 止血处理
如果流血不止，先进行止血处理，用手指掐住近心端，每 10~20 分钟放松一次。

2 清洗消毒
伤口用冷开水或生理盐水冲洗干净，涂上 75% 酒精消毒，然后用消毒纱布包扎伤口，切忌乱上药。

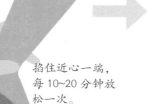

掐住近心一端，每 10~20 分钟放松一次。

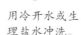

用冷开水或生理盐水冲洗。

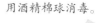

用酒精棉球消毒。

包扎伤口。

处理切割伤时要注意

尽量不要直接用卫生纸覆盖伤口，伤口出血会使卫生纸融成纸浆，糊在伤口内，这样会给伤口的清理带来困难。另外，一些卫生纸可能含有有害物质，会造成感染。

擦伤

擦伤是钝性致伤物与皮肤表皮层摩擦而造成的，以表皮剥脱为主要改变的损伤。擦伤多发生于钝器打击、坠落、交通事故等情况。

擦伤症状

擦伤主要表现为表皮剥脱、血痕、渗血或出血斑点，继而可出现轻度炎症反应，局部会有红肿和疼痛。

- 3~6 小时擦伤面渗液开始干燥。
- 12~24 小时痂皮形成，开始时是淡黄褐色的痂皮，以后逐渐变为深褐色。
- 3 天左右周围正常表皮再生，逐渐覆盖创面，随后痂皮从周边开始剥离、脱落。
- 5~7 天后完全愈合，痂皮完全脱落。

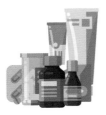

擦伤急救

1 去除脏污

如果伤者创面较小、伤口较浅且沾有泥土、沙砾等污物，可以先用肥皂水冲洗创面，再用清水将创面残留的肥皂水冲洗干净并擦干，最后在创面涂抹碘伏，并任其自然干燥。

2 清水清洗

如果伤者创面较小、伤口干净且不深，可先用清水清洗，然后涂抹碘伏并任其自然干燥。

3 及时就医

如果患者出现大面积擦伤，且伤口较深，或伴有关节活动受限等情况，应立即就医。

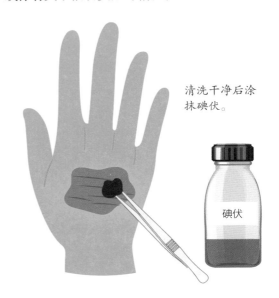

清洗干净后涂抹碘伏。

碘伏

挤压伤

挤压伤是指身体的四肢或者其他部位受到压迫，造成受累的身体部位肌肉肿胀或者神经损伤的一种常见外伤。

挤压伤症状

✔ 受伤部位表面无明显伤口，可有瘀血、水肿、发绀、尿少、心慌、恶心、神志不清的症状。若四肢受伤，伤处肿胀可逐渐加重。

✔ 伤及内脏可引起胃部出血、肝脾破裂出血，表现为呕血、咯血，甚至休克。

✔ 石块等重物长时间挤压，在解除后会表现出以肢体肿胀、尿肌红蛋白、高血钾、急性肾功能衰竭为特点的临床综合征，严重时可能导致死亡。

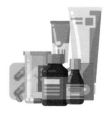

挤压伤急救

① 尽快解除挤压的因素

如果事故刚刚发生，应尽快搬开挤压身体的重物。超过 10 分钟，则不要轻举妄动，以免增加发生休克和内脏出血的危险。

② 进行冷敷

手指和足趾挤伤时，患处因血肿呈黑色，可立即用冷水冷敷，以减少出血和减轻疼痛。如果有出血，则进行压迫止血后包扎。

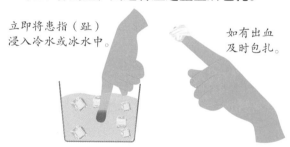

立即将患指（趾）浸入冷水或冰水中。

如有出血及时包扎。

③ 拨打急救电话

对于怀疑有内脏损伤的情况，应一边密切观察有无休克先兆，同时呼叫救护车急救。

③ 转运与观察

在转运伤者的过程中，应减少肢体活动，不管有无骨折都要用夹板固定，并让肢体暴露在流通的空气中。还要密切观察伤者情况，即使在送医过程中也不能放松警惕。

外物咬伤、蜇伤类

　　大自然中，有的动物携带了不同程度的毒液，比如蛇、马蜂、水母，一些蛇或者水母携带的毒液对人类甚至是致命的。因此，掌握相关急救知识很有必要。

蛇咬伤

　　蛇咬伤在大自然中是比较常见的，有的蛇咬伤不会危及生命，有的却能在短时间内夺取生命。因此，为了能够应对此种情况，我们必须掌握毒蛇的相关知识，以及被蛇咬伤后应该如何急救。

如何辨别毒蛇

　　无毒蛇与有毒蛇在外观、行动方式上有着很大的区别，比如毒蛇具有主动攻击性，常卷曲起来潜伏、狩猎猎物，爬行慢且不容易受到惊吓。而无毒蛇容易受到惊吓，且因受到惊吓而爬行较快。在野外遇到蛇类，不必惊慌，要保持镇静。

辨别无毒蛇和毒蛇

辨别部位	无毒蛇	毒蛇
颜色、斑纹	大多颜色和斑纹不明显	大多颜色鲜艳，身带斑纹
头、颈	大多头较小，多为椭圆形，颈粗	大多头较大，多为三角形，颈细、吻尖
毒牙	没有毒牙	上颚有一对毒牙
伤口牙痕	伤处常留下 1~2 行均匀、细小的牙痕	伤处常留有一对较深的毒牙痕

蛇毒分类

神经毒素

　　被毒液中有神经毒素的蛇咬伤后，动物或人的神经系统会失去工作能力，出现呼吸麻痹、视线模糊、出血、呼吸衰竭。其中，金环蛇、银环蛇等蛇分泌的毒素是典型的神经毒素。

血液毒素

　　血液毒素会对血液循环系统造成伤害，导致患者肢体高度肿胀、出血、疼痛，伤口周围皮肤常出现水疱、皮下瘀斑，还会伴有恶心、呕吐、发热、烦躁不安、心律失常、抽搐、休克等表现。如果被蛇咬伤后 4 小时内未得到有效治疗，则会因心力衰竭或休克而死亡。比较常见的该类毒蛇品种有蝰蛇、蝮蛇、竹叶青蛇、五步蛇等。

混合毒素

　　混合毒素就是指既有神经毒素也有血液毒素，比较常见的有短尾蝮蛇、眼镜蛇和眼镜王蛇的蛇毒。被这类蛇咬伤后，患者局部伤口红肿、发热、有痛感，可能出现坏死；毒素被吸收后，全身症状严重而复杂，既有神经症状，又有血液毒素造成的损害，最后死于窒息或心力衰竭。

蛇咬伤急救

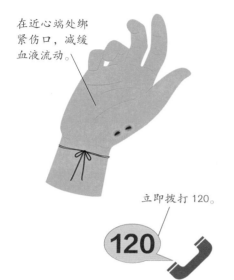

在近心端处绑紧伤口，减缓血液流动。

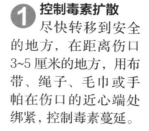

立即拨打 120。

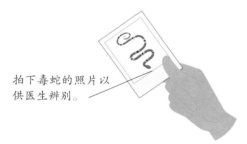

拍下毒蛇的照片以供医生辨别。

如有条件，可用清水或肥皂水冲洗伤口。

❶ 控制毒素扩散
尽快转移到安全的地方，在距离伤口 3~5 厘米的地方，用布带、绳子、毛巾或手帕在伤口的近心端处绑紧，控制毒素蔓延。

❷ 拨打急救电话
绑扎好以后，应立即拨打 120 急救电话。通话时，要说清地址、呼救原因等。

❸ 拍下蛇的照片或记住其特征
不同种类的蛇，需要不同的抗蛇毒血清。等待救援过程中，尽可能拍下毒蛇的照片或记住其主要特征，以方便医生到来后进行相应的救治。

❹ 处理伤口
在等待救护车到来的时候，如有条件，可以用清水或肥皂水冲洗伤口，以清除黏附在皮肤上的毒液。

❌ 禁止这样做
- 用嘴吸出蛇毒。这种做法并不能将深层的毒液吸出，还会导致吮吸者中毒。
- 用酒精消毒。酒精会加快血液循环，让毒液进入人体的速度加快。
- 用刀划伤口。这样会增加创面，促进毒液的扩散。

✅ 应该这样做
- 处理伤口时，可用流动的清水，没有条件的用饮用水蘸湿手帕擦拭也可。
- 最好每隔 1 小时将其松开约 1 分钟，以防肢体缺血坏死。

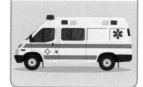

蜂蜇伤

在生活中被马蜂或蜜蜂蜇伤很常见，大多数情况下都会自行痊愈，但这并不意味着被蜂蜇伤是安全的。因为有些蜂类毒素中含有蚁酸、神经毒素、组胺等，进入人体后可能会引发溶血和出血，抑制中枢神经系统，严重时会使患者出现过敏性休克。

蜂蜇伤分级

轻微蜇伤

局部皮肤红肿、疼痛、灼热，还常伴有水疱、红斑，1~2 天自行消失。

严重蜇伤

若被蜂多处蜇伤，可引起头晕、恶心、发热、烦躁、昏厥等症状。

过敏蜇伤

对蜂毒过敏者，可引起荨麻疹、唇及眼睑肿胀、腹泻、腹痛、恶心、呕吐，个别严重者可出现喉头水肿、呼吸困难、昏迷等症状。

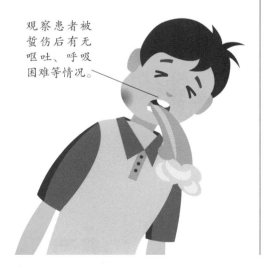

观察患者被蜇伤后有无呕吐、呼吸困难等情况。

如何辨别蜜蜂与马蜂

蜜蜂的毒性属于酸性，而马蜂的毒性属于碱性，并且只有雌性马蜂才具有毒性。毒性的不同，处理办法也不同。一般蜜蜂蜇伤的情况，可以采用肥皂等碱性物质进行处理，而马蜂蜇伤的情况可以用食醋涂抹伤口。这都是根据酸碱性中和的原理来处理的。

蜜蜂和马蜂的区别	
蜜蜂	**马蜂**
躯体较小，头胸部呈黑色，体色呈黑色或棕红色，全身被覆黑色和深黄色绒毛	成虫体多呈黑、黄、棕三色相间，或为单一色。绒毛一般较短，足较长，翅发达，飞翔迅速。静止前翅纵折，覆盖身体背面
采花传粉	捕食害虫
纸质巢	蜡质巢

蜂蜇伤急救

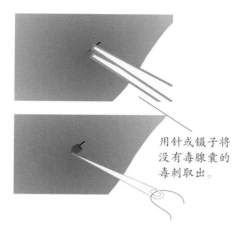

用针或镊子将没有毒腺囊的毒刺取出。

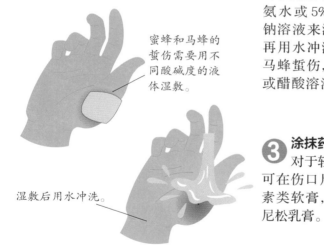

蜜蜂和马蜂的蜇伤需要用不同酸碱度的液体湿敷。

湿敷后用水冲洗。

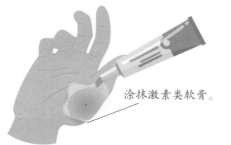

涂抹激素类软膏。

1 将毒刺取出

用镊子或针将毒刺小心取出。有的毒刺还带着毒腺囊，这种情况就不能用镊子，以免毒液被挤入伤口。

2 湿敷伤口

如果是蜜蜂蜇伤，可以用肥皂水、3%的氨水或5%的碳酸氢钠溶液来湿敷伤口，再用水冲洗；如果是马蜂蜇伤，则用食醋或醋酸溶液湿敷。

3 涂抹药膏

对于轻微的蜇伤，可在伤口局部涂抹激素类软膏，如醋酸泼尼松乳膏。

4 严重时立即就医

如果蜇伤比较严重，出现头晕、头痛、恶心、发热或过敏症状，应立即拨打急救电话或自行就医。

❌ 禁止这样做

• 受伤期间，吃羊肉或鱼类海鲜等腥发类食物和刺激性食物。此时患者的免疫系统相对比较敏感，一旦过量食用腥发食物很可能导致身体出现其他过敏症状。

✅ 应该这样做

• 用碘伏及过氧化氢浸泡马蜂蜇伤的组织，可起到消炎抑菌、消毒的作用。

• 在外出游玩和野外工作时注意做好个人的防护，穿长袖长衣外出，防止蚊虫叮咬和蜜蜂、马蜂等的蜇伤。

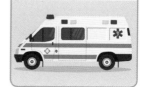

水母蜇伤

　　水母这类看起来美丽无害、柔软轻盈的生物，其实体内蕴含了大量的毒素。它的触须上有着大量的刺细胞，刺细胞上有着惊人的毒素。一旦与人的皮肤接触，就会刺破皮肤，麻痹人体组织，甚至可能会危及生命。

水母蜇伤分级

轻度蜇伤

　　皮肤有触电样刺痛，数分钟内出现瘙痒、麻痛、灼热感，局部出现红斑、丘疹，呈线状、条索状、鞭痕状分布。

中度蜇伤

　　可能出现水疱、瘀斑及表皮坏死，且剧痛难忍，继而全身皮肤潮红、奇痒。

重度蜇伤

　　会出现眩晕、头痛、恶心、呕吐、腹泻、吞咽困难、流泪、忽冷忽热、运动失调、身体疼痛、局部或肢体麻痹、低血压、心律失常、心力衰竭、昏厥、虚脱或休克等症状。

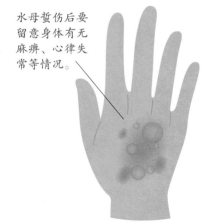

水母蜇伤后要留意身体有无麻痹、心律失常等情况。

如何分辨水母的毒性

　　在炎热的夏天，当人们在海边弄潮、游泳时，有时会突然感到身体的前胸、后背或四肢一阵刺痛，有如被皮鞭抽打的感觉，没准就是水母作怪在刺人了。那么如何区分水母的毒性呢？

温带海洋中的水母毒性低

　　被生活在温带海洋中的水母刺到，一般只会感到炙痛并出现红肿，只要涂抹消炎药或用肥皂水冲洗，过几天即能消肿止痛。

热带海洋中的水母可能有剧毒

　　一些生活在热带的水母，比如箱水母，其分泌的毒性很强，一旦中了箱水母的毒，4分钟内得不到救治的话就会死亡，非常危险，一定要注意识别，并了解其分布海域，避免接触。

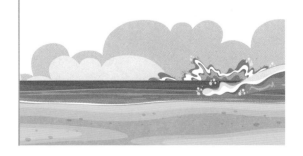

水母蜇伤急救

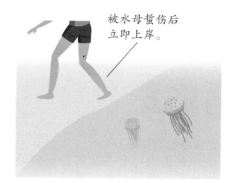

被水母蜇伤后立即上岸。

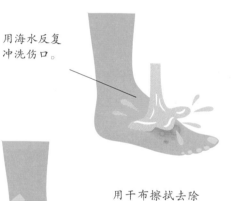

用海水反复冲洗伤口。

用干布擦拭去除残留刺细胞。

涂抹药膏，并观察患者状态。

① 立即上岸

被蜇伤后应该立即上岸，不要在水下继续游泳。因为水母大多是成群活动，会面临再次受伤的风险。

② 清洗创口

创口处先用海水反复冲洗2分钟。

③ 清除残留刺细胞

上岸后，要尽快将创口处残留的刺细胞用干布或干沙擦拭去除，避免毒素继续进入体内。

④ 涂抹药膏

如果只是轻度蜇伤，皮肤只是局部红肿疼痛时可使用糠酸莫米松乳膏进行局部涂抹，同时可口服脱敏类药物，但是最好及时就医。如果蜇伤严重，则应注意密切观察患者状态，然后拨打120急救电话。

✖ 禁止这样做

• 在处理伤口的刺细胞时，用手处理或者用酒精、尿液等处理伤口。这些操作会刺激刺细胞继续释放毒素。

✔ 应该这样做

• 在处理完伤口后，可以用肥皂水或洗衣液，反复冲洗患处，中和毒素缓解症状；再用45℃的温水对创口处进行湿敷。

• 在去除刺细胞后，可用无菌生理盐水冲洗，但是绝不能用淡水冲洗，这样会刺激残留的刺细胞释放更多毒素。如果身边没有生理盐水，暂不处理。

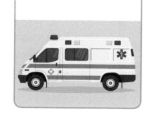

骨折、扭伤类

　　儿童、老人由于意外容易发生骨折；一些体力工作者、运动员由于身体部位长期受力容易发生骨折；普通人在运动时也可能出现踝关节扭伤、关节脱位、肌肉拉伤等急性损伤，严重者甚至发生骨折。

头部骨折

　　头部骨折多发生于车祸、地震、塌方、摔伤等作用于头部的意外中，多由于钝性冲击引起，严重者可造成颅骨内的组织结构损伤。头部骨折按照骨折的部位可以分为颅骨骨折和面部骨折；按照骨折表现可分为线性骨折、凹陷性骨折、粉碎性骨折。

头部骨折分型及症状表现

- ✓ **线性骨折：**没有引起出血，患者可能没有明显的症状，或者仅有轻度的头痛、头晕症状。

- ✓ **凹陷性骨折：**凹陷的骨折片会卡压脑组织，造成患者肢体麻木、偏瘫、失语、癫痫发作。凹陷面积过大还会导致颅内压增高，出现头痛、呕吐甚至昏迷等症状。

- ✓ **粉碎性骨折：**常见局部疼痛、局部肿胀和瘀斑、功能障碍，或见受伤部位畸形、未受伤处出现异常活动，严重者出现发热、休克等症状。

头部骨折急救

①　稳定侧卧位摆放患者
　　将颅骨骨折的患者摆放成稳定侧卧位，头部垫高，进行头部包扎后送往医院。如果患者丧失意识，则应立即检查呼吸、脉搏等生命体征，必要时进行心肺复苏术。

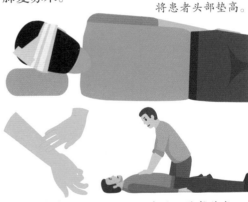

将患者头部垫高。

检查脉搏等体征。　　　　实施心肺复苏术。

②　面部骨折的患者用衣物垫高
　　将面部骨折的患者摆放成稳定侧卧位，让健侧朝下，用衣物垫高颈部，以减轻面部压力。

③　包扎伤口
　　如果有血，简单包扎伤口，以减少出血量。如果出现脑膨出，用纱布包扎其周围，以避免脑组织污染和损伤增加，并立即送往专科医院治疗。但如果患者有休克或中枢衰竭的迹象，应及时急救，不宜转移。

上肢骨折

上肢骨折是常发生的骨折之一，常见于肩部、锁骨、上臂、肘部、手部等部位的骨头，部分或完全断裂。发生上肢骨折之后，应该及时进行正确的急救处理，并及时就医，以便日后能够恢复手部动作的灵活性和协调性。

上肢骨折症状表现

- ✓ 伤处剧烈疼痛，活动时疼痛加重，有明显的压痛感。

- ✓ 由于出血和骨折端的错位、重叠，会有外表局部肿胀的现象。

- ✓ 骨折时伤肢会发生畸形，呈现缩短、弯曲或转向。

- ✓ 骨折后原有的运动功能受到影响或完全丧失，活动幅度受到限制。

上肢骨折急救

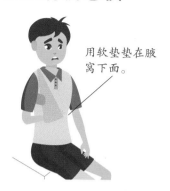

用软垫垫在腋窝下面。

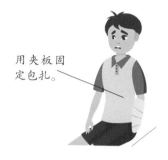

用夹板固定包扎。

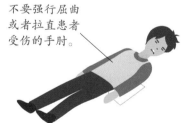

不要强行屈曲或者拉直患者受伤的手肘。

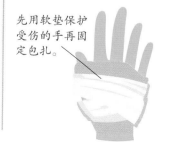

先用软垫保护受伤的手再固定包扎。

锁骨

让患者坐下，将伤侧的手臂轻轻斜放于胸前，用软垫垫在伤侧的腋下，用三角巾悬臂带或小悬臂带将手臂固定于胸前，送往医院。

上臂、前臂及手腕骨折，但肘部可以弯曲

让患者坐下，若上肢麻痹、无力，伸直手臂等到恢复，然后再用夹板固定并包扎。每10分钟检查一次患者的活动能力及血液循环。

上臂、前臂及手腕骨折，且肘部不能弯曲

让患者仰卧，不要强行屈曲或拉直患者的手肘，将受伤的手臂放于躯干旁，放适量软垫，小心地承托固定。

手掌及手指

用软垫保护受伤的手，再进行固定和包扎。

肋骨骨折

　　人体内的肋骨共 12 对，平分在胸部两侧，前与胸骨、后与胸椎相连，构成一个完整的胸廓。胸部损伤时，无论是闭合性损伤或开放性损伤，都有可能造成肋骨骨折。儿童的肋骨富有弹性，不易折断；而成人，尤其是老人，肋骨弹性减弱，容易骨折。

肋骨骨折症状表现

- ✓ 伴随咳嗽、深呼吸或身体转动等动作而加重。患者有时可听到骨摩擦音，或有骨擦感。

- ✓ 呼吸受限，不敢咳嗽；痰液淤积，从而引起下呼吸道分泌物梗阻。

- ✓ 咳出鲜红色、有泡沫的血，之后可能会内出血甚至休克。

肋骨骨折急救

1 观察、记录患者情况
　　观察患者意识是否清楚，并检查和记录患者的呼吸及受伤情况。

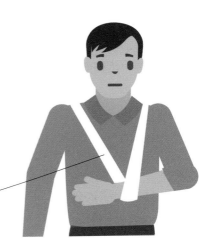

2 承托患侧手臂
　　如果伤口不明显，可用悬臂带承托患侧手臂，尽快送往医院。

用悬臂带承托患侧手臂。

3 用纱布盖住伤口
　　如果有明显的伤口，应立即用纱布盖住伤口，再用不透气的保鲜膜盖在纱布上，然后在胸部与患侧手臂之间放软垫，用悬臂带承托住，保证患者以半坐卧姿被送往医院。

用纱布盖住伤口，用不透气的保鲜膜盖住纱布。

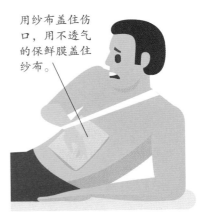

脊柱骨折

　　脊柱发生骨折是临床中比较常见的一类创伤性损伤骨折，脊柱包括颈椎、胸椎、腰椎、骶骨和尾骨。一般来说，这些位置发生骨折较常见的原因是暴力损害，比如车祸、高处坠落或与人扭打。

脊柱骨折症状表现

- ✓ 局部疼痛，如伤处局部疼痛、棘突有明显浅压痛、脊背部肌肉痉挛、骨折部有压痛和叩击痛。腰椎骨折时腰部有明显压痛，伸屈下肢有腰痛感。

- ✓ 脊柱活动受限，如伸屈运动或颈部回旋运动受限。

- ✓ 部分患者可出现呼吸受限或呼吸音减弱。

- ✓ 如果脊柱骨折非常剧烈或者程度比较严重，压迫到神经、周围血管，有可能会造成下肢肌肉力量变化以及感觉异常。严重时还可能会造成大小便障碍，甚至瘫痪。

脊柱骨折急救

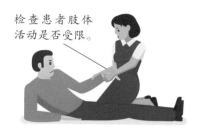

检查患者肢体活动是否受限。

1 检查患者的意识、伤情
　　检查患者的意识、伤情，肢体活动是否受限。

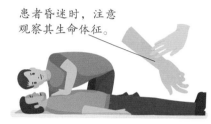

患者昏迷时，注意观察其生命体征。

2 心肺复苏
　　如果患者昏迷不醒，检查其呼吸、脉搏。如果没有呼吸甚至没有脉搏，应进行心肺复苏术。

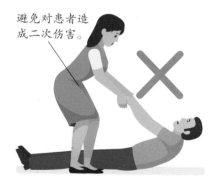

避免对患者造成二次伤害。

3 不要移动患者
　　除特殊需要，不要尝试移动患者。移动时，要用适当的方法，避免对患者造成二次伤害。

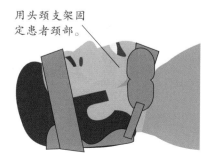

用头颈支架固定患者颈部。

4 固定患者颈部
　　在将患者水平抬至担架上前，应用头颈支架加强颈部的固定之后再搬运。

骨盆骨折

　　骨盆骨折是一种严重外伤，占骨折总数的1%~3%，多由高能量损伤所致，半数以上伴有并发症或多发伤，致残率达50%~60%。多由车祸、撞击、高处坠落、严重挤压等事故造成。常表现为骨折部疼痛、皮下瘀斑，伴有膀胱、直肠损伤时可表现为尿血、便血；合并血管损伤时可表现为失血性休克；合并神经损伤时可表现为下肢感觉运动功能障碍。骨盆骨折分为稳定性骨折和不稳定性骨折。

骨盆骨折不同类型的症状表现

☑ **稳定性骨折：** 主要表现为局部疼痛，活动时加重。

☑ **不稳定性骨折：** 主要表现为局部瘀血、压痛，肢体不等长，翻身困难，活动受限。

骨盆骨折急救

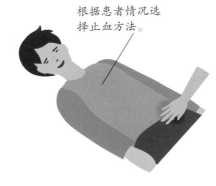

根据患者情况选择止血方法。

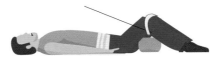

将双膝固定，把腿从膝下垫起来。

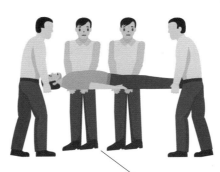

移动患者时保持患者的身体呈水平移动。

① 紧急止血
　　由于骨盆内的供血丰富，一旦骨折，可能会出现比较严重的大出血。因此要及时采用有效的方法，制止血液过多流失，否则患者可能会出现休克等症状。根据大出血的具体症状，选择合适的止血方法，比如压迫、加压包扎或者用止血带等。

② 固定患者
　　用三角巾将受伤部位包扎好后，将患者摆放成平卧姿势，保持双腿屈膝，用条带将双膝固定在一起，并在膝下垫上靠垫或枕头、背包、衣物等。

③ 移动时多人合力抬起患者
　　移动患者时，至少4个人分别同时抬起患者的头肩部、胸背部、腰臀部、双下肢，合力抬起再同时放下，始终保持患者的身体呈水平移动。

④ 拨打急救电话
　　及时拨打120急救电话，等待医护人员的到来。

下肢骨折

下肢骨折通常是指股骨、胫腓骨、跟骨以及跗骨的骨折，临床上也常常会见到髌骨骨折的患者。下肢骨折往往是由于下肢遭受到了一些侧向的直接暴力打击，或者是患者高处坠落而导致。

下肢骨折症状表现

- ✓ **疼痛：**骨折多由于外力直接或间接作用于骨组织，导致骨皮质连续性中断，伴随疼痛感，活动时疼痛加剧。

- ✓ **畸形：**在骨折处可以看到骨骼原有形状被破坏，出现畸形和反常活动。

- ✓ **肿胀：**患者骨折后局部出血会导致软组织肿胀，体表可见瘀青。

- ✓ **活动受限：**骨折后其支撑作用消失，患者出现活动受限的表现。

下肢骨折急救

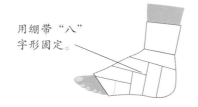

用绷带"八"字形固定。

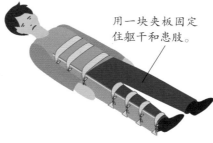

用一块夹板固定住躯干和患肢。

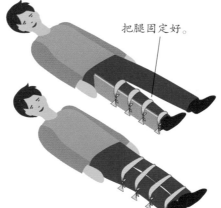

把腿固定好。

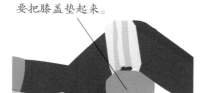

要把膝盖垫起来。

脚部骨折

脚部骨折，可用绷带"八"字形固定，使脚与小腿成直角。

大腿骨折

大腿骨折，可用一块自腋窝到脚跟长的夹板，放在患肢外侧。夹板夹衬垫后，用布条分段固定伤肢。大腿以上部分，围绕胸部固定。

小腿骨折

小腿骨折，尽量恢复腿的正常形态，然后用周围的木棍、木板或者硬纸板把腿固定起来。如果没有辅助固定物，可以把两条腿固定在一块。

膝部骨折

膝部骨折，用枕头垫在膝下，以让患者感觉舒服为度。用软垫包裹膝盖周围，再用绷带包扎好，检查足部感觉、活动能力及血液循环，送往医院。

肌肉拉伤

运动医学认为，肌肉快速强烈的收缩或过度拉长，均会超出肌肉组织的承受力，从而导致肌肉撕裂或断裂，称为"肌肉拉伤"。发生了肌肉拉伤以后，拉伤的局部会出现疼痛、肿胀，患者继续活动或者是牵拉到受伤部位，疼痛、肿胀的情况也会特别明显，还会引起皮下瘀血，用手可以摸到肌肉紧张形成的硬块，而且触痛特别明显。

肌肉拉伤症状表现

- ✓ 肌肉酸痛、疼痛，皮肤有瘀伤或者肿胀，受伤部位活动受到限制。

- ✓ 皮肤可有瘀青或变色。

- ✓ 肌肉僵硬或无力，但仍有足够的弹性。

- ✓ 严重时，剧烈疼痛，甚至无法活动。

肌肉拉伤急救

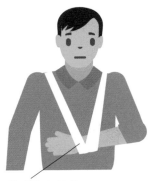

将受伤部位临时固定。

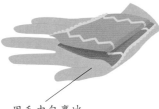

用毛巾包裹冰块冷敷。

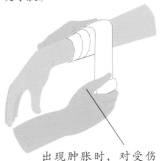

出现肿胀时，对受伤部位用绷带加压包扎。

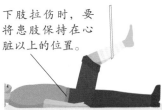

下肢拉伤时，要将患肢保持在心脏以上的位置。

①停止运动
立即停止运动，防止受伤部位连续受到伤害。

②固定受伤部位
如果拉伤严重，并且受伤处容易活动，应立即将受伤部位临时固定。

③冷敷
对受伤的部位进行冷敷。找到冰袋或其他温度足够低的物体，用毛巾包裹后敷在伤处，每次10~20分钟。原则上，肌肉拉伤后的48小时内都可以使用冷敷的方法。也可以用凉水直接冲洗患处，目的是让受伤处的血管收缩，减轻疼痛，缓解肿胀。

④加压包扎
如果已经出现了明显的肿胀，可以使用绷带对伤处进行加压包扎，以限制肿胀加重、减少伤处出血的状况。这个步骤可以与冷敷同时进行，并且在拉伤48小时后拆除。

⑤把受伤部位固定在高于心脏位置
如果是下肢的肌肉拉伤，最好还要保持患肢高度始终在心脏之上，以降低伤处血压，促进血液和淋巴液回流，减轻肿胀。

踝关节扭伤

踝关节是对人体负重比较重要的关节。在进行运动的过程中，踝关节有可能发生轻度的扭伤，分为内翻性扭伤和外翻性扭伤。踝关节扭伤会造成踝关节的韧带出现明显的损伤。根据韧带损伤程度，踝关节扭伤可分为3级。

踝关节扭伤分级及症状表现

- ✓ I度：扭伤后出现疼痛、肿胀、活动受限，但程度较轻，患者可以通过扶拐动作缓慢行走。

- ✓ II度：肿胀及疼痛感较重，但患者也可以勉强行走。

- ✓ III度：受伤较重，无法行走且需他人背至医院。

踝关节扭伤急救

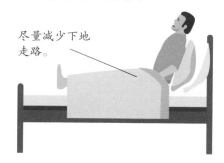

尽量减少下地走路。

1 适当休息
一旦扭伤，尽量让患者减少下地走路，应适当休息。

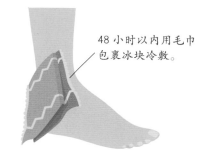

48小时以内用毛巾包裹冰块冷敷。

2 冷敷
在48小时以内冷敷，48小时后再进行热敷，促进局部组织的渗液吸收。

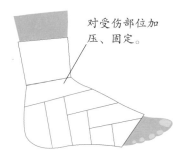

对受伤部位加压、固定。

3 固定
对受伤部位进行局部的加压，然后固定。

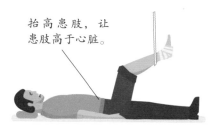

抬高患肢，让患肢高于心脏。

4 抬高患肢
要始终抬高患肢，让患肢高于心脏的水平位置，这样有利于静脉的血液回流，减轻局部的肿胀。最后尽可能去寻找专业医生进行进一步的诊治。

韧带损伤

韧带损伤一般是劳动和锻炼中由于外力使关节超出正常活动的生理范围造成的。

容易发生关节韧带损伤的部位包括膝关节、手指关节和踝关节。早期正确处理关节韧带损伤非常重要，如果处理不当或误诊转成慢性疾病可能遗留功能障碍，以后容易再次损伤。

韧带损伤症状表现

- ☑ 局部肿胀、疼痛、压痛，皮下出血可见青紫。

- ☑ 关节部位疼痛。当损伤较轻，韧带部分断裂时，疼痛一般比较轻微。如果损伤严重，韧带完全断裂，不仅疼痛严重，还会伴有其他症状。

- ☑ 出血和肿胀。韧带断裂常伴有韧带本身及关节囊的损伤，会伴有出血，引起关节肿胀。

- ☑ 活动障碍和功能受损。可能会失去肢体活动的支撑功能，手、足的关节部位无法活动。

- ☑ 有时患者可听到韧带撕裂的响声。

韧带损伤急救

① 停止运动
马上停止运动，不要让受伤的关节再负重。

② 冷敷
用冰块进行冷敷，可以帮助减轻疼痛和肿胀。每次15~20分钟，每天3~4次。

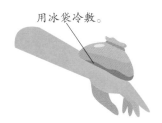

用冰袋冷敷。

③ 压迫受伤部位
用绷带或其他办法压迫受伤部位，以减少出血、瘀血。注意绷带的紧度适中，以能感觉到有压力但又不会让肢端发麻或缺血为宜。

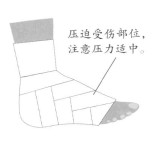

压迫受伤部位，注意压力适中。

④ 抬高患肢
抬高患肢的水平位置，使其高于心脏，可以减轻肿胀，促进血液回流。

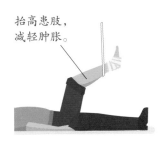

抬高患肢，减轻肿胀。

⑤ 及时就医
如存在或怀疑韧带完全断裂或并发骨折的情况，在加压包扎后应及时送医，或拨打急救电话。

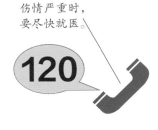

伤情严重时，要尽快就医。

120

关节脱位

关节脱位也称"脱臼"，是指构成关节的上下两个骨端失去了正常的对合关系，发生了错位。一般是暴力作用所致，肩、肘、下颌及手指关节易发生脱位。

关节脱位症状表现

- ✓ **疼痛：** 脱臼时周围的软组织受到了损伤而导致疼痛。

- ✓ **肿胀：** 关节周围软组织受到了损伤，或者在脱位时出血，导致关节周围肿胀。

- ✓ **畸形：** 脱臼时关节发生了相互的错位而导致畸形。

- ✓ **关节活动受限：** 由于关节脱位时出现了明显的疼痛，导致关节活动受限。

关节脱位急救

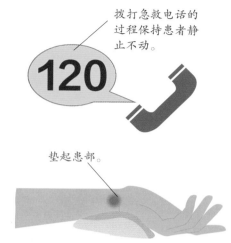

拨打急救电话的过程保持患者静止不动。

垫起患部。

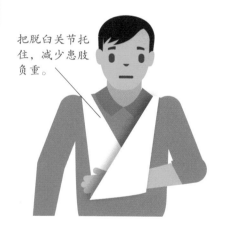

把脱臼关节托住，减少患肢负重。

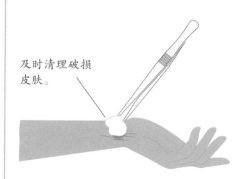

及时清理破损皮肤。

❶ 保持患者静止不动

拨打急救电话，让患者保持安静、静止的状态，避免关节的移动。一定不要乱动，若一直活动，关节的错位就会越来越严重，造成周围组织的损伤。最好在患部下方放上一个垫子，使患者处于较舒适的状态。

❷ 检查其他部位

检查身上各部位，是否还有伤口或脱臼处。

❸ 固定脱臼关节

如果受伤部位为上肢，应用三角巾将脱位的关节部位托住，固定在胸部，以此来减少患肢的负重，也可以避免肩部的活动，减轻疼痛感。

❹ 清理擦伤

如果皮肤有破损要及时清理，避免发生感染。不要试图将脱位的关节复位，要等待专业医生的处理。

身体部位外伤类

　　本节列举的外伤，主要根据受伤部位区分，其中头部、胸部等要害部位损伤时，要密切关注患者的生命体征。

头部外伤

　　据调查显示，在全身性外伤中，头部外伤的发生率占第二位，具有高发生率的特点。与身体其他部位相比，由于头面部皮肤血管特别丰富，头部外伤还有着伤情严重、死亡率高、容易留下后遗症的特点，因此头部外伤的急救也尤为重要。

头部外伤的原因

处于运动状态的外物对头部产生冲撞或打击

　　由于致伤外物的速度、大小与轻重不同，导致造成损伤的程度不同。体积较大但运动速度缓慢的，通常会造成头皮的挫伤和瘀血，运动速度一快就会造成头皮部位的挫裂伤。

　　若体积较小而速度很快，一般会导致头皮小裂伤，并且有可能会伴有穿透性的颅脑损伤。

锋利尖锐的外物切割头皮

　　往往会造成边缘相对整齐的头皮裂伤，并会伴有开放性的颅脑外伤。

强大的外力摩擦或牵扯头部

　　通常会造成头皮部位擦伤或挫伤，情况严重者可引起头皮部位的撕脱伤，如长发卷入转动的机器中，常致大片头皮或全头皮的撕脱伤。

相对方向的强力同时作用于头部

　　常见的情况有楼板或重物的挤压伤，除会造成受力部位的头皮挫裂伤及瘀血肿大外，也经常会导致颅骨的骨折或脑外伤。

头部外伤的症状

头部外伤分类及症状表现	
症状分类	**症状表现**
头痛、眩晕	头痛剧烈，且服用镇痛药也无法缓解，同时还可能伴有恶心、呕吐等不适症状。脑外伤早期的患者，常会有眩晕的感觉，同样可能伴有恶心、呕吐
抽搐、瘫痪	如果头部外伤导致脑细胞受刺激，则可能会使患者出现痉挛、抽搐、癫痫等症状，也可能渐渐出现步履蹒跚、部分肢体活动困难或不能活动的情况
意识丧失	头部受到创伤的患者可能出现暂时的部分意识丧失，并常伴有面色苍白、皮肤湿冷、呼吸较浅、脉搏较快的症状；当意识恢复后，患者也可能根本不记得所发生的意外
昏迷	如果患者原来是清醒的，但慢慢地变成深睡，难以唤醒，很可能是昏迷，而并非睡着

头部外伤急救

① 止血、包扎

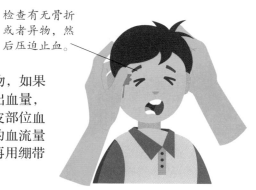

检查有无骨折或者异物，然后压迫止血。

　　首先检查头部有无骨折的现象或者异物，如果有，要避免压迫伤口。如果没有，要控制出血量，直接压迫伤口可以控制出血。因为人的头皮部位血管分布密集，受伤时皮肤紧绷，所以伤口的血流量也很大。止血后，在伤口处垫一块敷料，再用绷带将敷料固定包扎，不宜过紧。

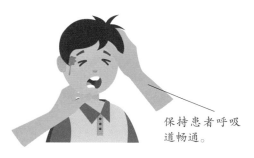

保持患者呼吸道畅通。

② 保持呼吸道通畅

　　一只手放在受伤者的脖子上，另一只手放在前额，让患者的头部和颈部得以延伸，呼吸道被打开。可以用手推一下患者的下颚，让患者的舌头往前推进，这样可以避免患者呼吸不畅，导致窒息。

③ 清除堵塞物

　　如果是受伤之后呕吐的患者，应该采取仰卧位，头朝一侧倾斜，尽量清除患者嘴里的异物。

对于呕吐患者，应采取仰卧位，并让患者头朝一侧歪。

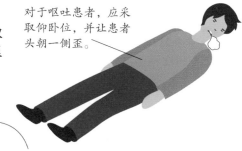

④ 立即送到医院急救室处理

　　因为头部创伤具有变异性、突变性等特点，所以应将患者及时送往医院，等待医生采取有效的治疗手段更好。

> **！ 注意**
>
> - 即使患者受伤不严重，适当的紧急处理后，也应前往医院进行专业的诊断治疗。
> - 因头部外伤有着易变、多变、突变的特点，所以最好选择具备手术条件和技术、有专科门诊的医院诊治，以免延误治疗。
> - 若有头皮脱落的情况，转移至医院时应带上脱落的头皮。

耳部外伤

耳朵暴露于头颅两侧，容易遭受外伤。常见的外伤有挫伤、切伤、咬伤、撕裂伤等。不同原因引起的耳部外伤，处理方法也不同。

耳部外伤的原因

咬伤

咬伤包括动物咬伤及人咬伤，必要时除采取常规措施预防感染外，还需要注射狂犬病毒疫苗及其他类型抗病毒疫苗。

切割伤

切割伤所导致的耳郭损伤，一般创缘整齐，且受伤的组织污染较轻。

车祸所致损伤

车祸所导致的损伤，其组织创缘不规则，且污染较重，创缘常有异物残留。应在充分止血后彻底清创，但要尽量减少对耳郭进行钳夹和牵拉，避免组织再次损伤。

烧伤

烧伤会导致耳郭全层损伤，暴露残耳软骨，若早期处理不当容易发生感染。彻底清创、预防感染及覆盖剩余软骨创面在烧伤急性体液渗出期尤为重要。

剧烈震动引起的损伤

巨大的声响震动可引起内耳损伤，出现耳鸣、耳聋、眩晕、眼球震颤和平衡失调。此外，大力掌击耳部可致鼓膜破裂，出现耳痛、耳鸣或耳聋，可伴有眩晕。

耳部外伤的症状

耳部不同部位外伤及症状表现

外伤部位	具体表现
耳郭	挫伤有皮下瘀血、血肿；撕裂伤有皮肤撕裂、软骨破碎、部分或完全断裂，早期伤口出血，局部疼痛
外耳道	皮肤肿胀、撕裂、出血；软骨或颞骨部骨折可致外耳道狭窄
中耳	流血、耳聋、耳鸣、耳痛，偶有眩晕；鼓膜呈不规则穿孔，穿孔边缘有血迹
内耳	轻者出现感音性耳聋、耳鸣、眩晕、恶心、呕吐、眼球震颤及平衡障碍；严重者耳内出血，鼓膜呈蓝色，流出淡红色血液或清亮液体

耳部外伤急救

❶ 半侧立位

如果有耳内出血的情况，应该帮助患者呈半侧立位，将头倾向患耳一侧，使血流出。

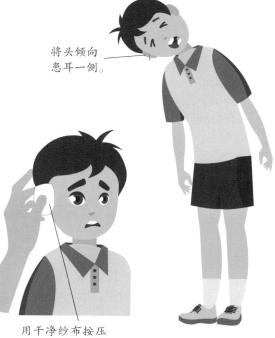

将头倾向患耳一侧。

❷ 加压止血

血流出后，用无菌纱布或干净纱布按压患耳，注意不要塞住耳朵，并及时送患者去医院。

用干净纱布按压患耳止血。

❸ 耳郭止血

如果是耳郭出血，并可见明显的伤口，可用一块干净的棉垫压住伤口10分钟以止血。

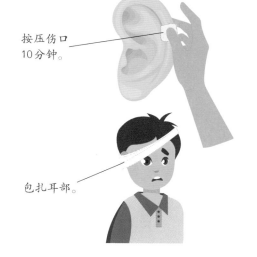

按压伤口10分钟。

❹ 无菌敷料包扎

止血后，用无菌纱布盖在耳郭上，并用绷带轻轻地包扎好。

包扎耳部。

 注意

• 如果需要或有条件，可以用大量的生理盐水反复冲洗受伤部位，将创面的污染物清理出来，降低创面感染的可能性。

• 如果患者磕碰在木头或者是金属上，还需要注射破伤风抗毒素。如果患者对头孢不过敏，需要用头孢类的抗生素进行消炎。

胸部外伤

　　胸部外伤在临床上比较常见，常见的胸部外伤会引起胸部疼痛，并表现为红肿。大多数胸部外伤都是多处复合损伤，合并有肝脏、脾脏、肾脏等脏器损伤以及其他部位的外伤，比如头外伤、腹外伤等。临床上，较常见的胸部外伤就是肋骨骨折，以及合并有血胸、气胸、血气胸等；较为严重的是心脏损伤，比较危险，死亡率很高。

胸部外伤的原因

钝锉伤

　　由减速性、挤压性、撞击性或冲击性暴力所致，多有肋骨或胸骨骨折，常合并其他部位损伤，容易误诊或漏诊；心肺组织广泛钝挫伤后继发的组织水肿，常导致急性呼吸窘迫综合征、心力衰竭和心律失常。

穿透伤

　　由火器或锐器致伤，早期诊断较容易。穿透伤会导致器官组织出现裂伤，而器官组织裂伤所致的进行性血胸是患者死亡的主要原因，部分穿透性胸部损伤患者需进行开胸手术治疗。

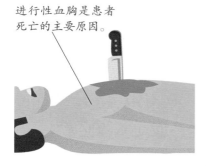

进行性血胸是患者死亡的主要原因。

胸部外伤的症状

胸部外伤症状表现

症状分类	具体表现
胸痛	局部疼痛，且随咳嗽、深呼吸或身体转动等动作而加重，有时患者可同时听到或感觉到肋骨骨折处有"咯噔咯噔"的骨擦感
呼吸困难	费力、面色紫绀、咯血
胸壁浮动、反常呼吸	吸气时浮动的胸壁塌陷，呼气时则向外隆起，与正常呼吸运动相反
休克	出冷汗、呼吸急促、脉搏细弱、头昏眼花、口渴

胸部外伤急救

胸部挫伤

不需特别处理，但要注意是否存在肋骨骨折及脏器损伤。

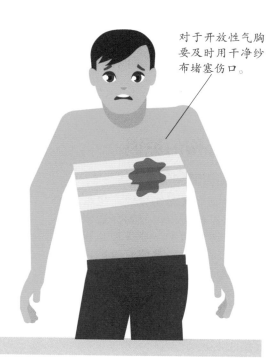

对于开放性气胸要及时用干净纱布堵塞伤口。

胸壁裂伤

要立即包扎，如果伤口有气泡或"吱吱"声即为开放性气胸，最好用干净的纱布之类的物品堵塞伤口，迅速转送医院。

肋骨骨折

- 单根肋骨骨折。对于无并发症的肋骨骨折可用 6~7 厘米宽的胶布，由后至前紧贴于骨折侧的胸壁上，胶布由下向上逐条相叠 2~3 厘米。如无胶布，可用绷带环绕胸部紧紧包扎固定。
- 多根肋骨骨折。在患者呼气时，用棉垫或其他布卷压在浮动的胸壁处，用绷带加压包扎以减少活动范围，纠正反常呼吸运动，减轻疼痛。

血胸和气胸

要保持患者安静，迅速转送医院治疗。如果患者出现呼吸困难，可适当垫高其上半身，以利于呼吸。

 注意

- 要密切观察患者的生命体征（意识、瞳孔、胸腹部和肢体活动情况、呼吸及脉搏情况），注意呼吸频率、节律、幅度及是否有缺氧症状。

腹部外伤

腹部外伤也是一种比较常见的创伤。单纯的腹壁外伤，对患者生命没有多大威胁；但如果内脏损伤，则可能会引起大出血、休克、感染与腹膜炎，如不及时诊治，可能会危及患者的生命。

腹部外伤的原因

开放性腹部创伤

主要是火器伤导致，也可见于利器伤所致，分为穿透伤和非穿透伤两类。穿透伤是腹膜已经穿通，多数伴有腹腔内脏器损伤；非穿透伤是腹膜仍然完整，腹腔未与外界相通，但也有可能损伤腹腔内脏器。

闭合性腹部创伤

这种创伤是指由挤压、碰撞和爆震等钝性暴力的原因引起的创伤。闭合性损伤虽体表无伤口，但也有引起内脏损伤的可能。

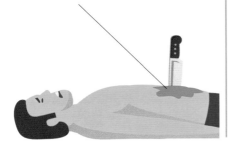

利器造成的开放性腹部创伤。

腹部外伤的症状

腹部外伤症状表现

症状分类	具体表现
腹痛	腹部有压痛、反跳痛，疼痛较重且呈持续性、进行性加重的趋势，同时伴有恶心、呕吐等消化道症状
休克	冷汗、颜面紫绀、呼吸急促、脉搏细弱、头昏眼花、口渴、腹胀，早期由疼痛和失血造成；晚期是感染导致的中毒性休克
感染	出现高热、寒战、血中白细胞升高等感染性症状
胃、肠道出血	可吐血

腹部外伤急救

1 保持伤员安静

避免不必要的搬动，患者可采取卧位，屈膝、放松腹肌，以减轻疼痛。最好采取侧卧，以免吸入呕吐物窒息。

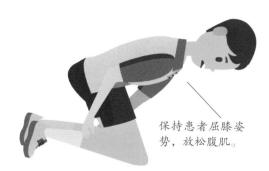

保持患者屈膝姿势，放松腹肌。

2 有刺入异物要固定好

异物刺入体内后，切忌拔出异物再包扎。因为这些异物可能刺中重要器官或血管。如果把异物拔出，会造成出血不止。应将两块棉垫或替代品安放在异物显露部分的周围，尽可能使其不摇动，然后用棉垫包扎固定，使刺入体内的异物不会脱落。还可制作环行垫，用于包扎有异物的伤口，避免压住伤口中的异物。

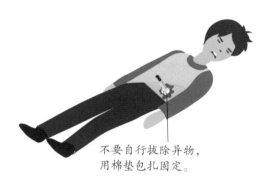

不要自行拔除异物，用棉垫包扎固定。

3 如果有肠管脱出腹腔不要送回

用无菌或干净白布、手巾覆盖，以免加重感染，或用饭碗、盆等开口容器扣住外露肠管，再进行保护性包扎，然后尽快由医护人员处理。

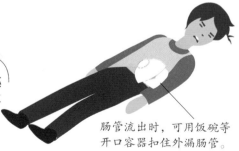

肠管流出时，可用饭碗等开口容器扣住外漏肠管。

4 迅速转送至医院治疗

搬运中绝不许挤撞伤处，并要时刻注意患者的呼吸和脉搏，随时准备进行心肺复苏术。

 注意

• 不要自行清洗伤口，以免造成大出血。

眼部外伤

眼睛是可以感知光线，探测周围环境明暗的器官，并且能够带我们看遍大千世界，同时眼睛也是非常脆弱的一个器官，需要我们精心保护。眼外伤是由于机械性、物理性、化学性等因素直接作用于眼部，引起眼部结构和功能损害。

眼部外伤的原因

角膜或结膜异物

在工业生产的过程当中，飞射出来的碎屑或化学残渣，进入角膜或结膜部位，会引起很大的刺激。如果没有积极处理，会出现感染，可能还会出现角膜溃疡，甚至是失明。

钝器打击

如果眼睛受到了钝器的打击伤害，那么就会立刻出现眼挫伤，比较常见的挫伤部位有眼睑、眼眶和眼球。

化学物品

眼部接触化学物品之后，可能会出现比较严重的烧伤，烧伤的程度与化学物品的性质、浓度和温度有很大的关系。为了避免这种伤害出现，在平时少接触化学物品。如果必须要接触，应佩戴好防护眼镜。

辐射

眼外伤还有可能是辐射因素所引起的。如果患者在平时生活当中，经常接触红外线、紫外线、X射线、激光、微波等辐射，那么就很容易出现辐射性的眼外伤。

眼部外伤的症状

眼部外伤分类及症状表现

症状分类	具体表现
轻度眼外伤	疼痛、畏光、流泪、眼睑水肿、球结膜下出血
重度眼外伤	出血、瞳孔散大或变形、晶体脱位、视网膜水肿、视神经挫伤，可能伴有头痛、头晕、视物模糊或复视，甚至失明

眼部外伤急救

① 观察并用水冲洗

　　询问并检查患者眼内是否有异物，如有异物可用温水冲洗，冲洗后要注意不要让患者用手揉眼睛。

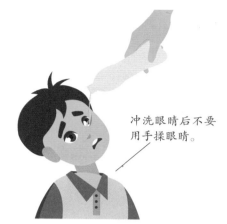

冲洗眼睛后不要用手揉眼睛。

② 冷、热敷交替

　　如果受伤情况或症状较轻，可进行冷敷，48 小时后改为热敷。

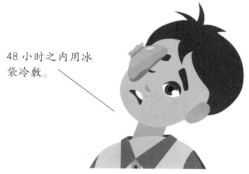

48 小时之内用冰袋冷敷。

③ 预防感染

　　可滴 1~2 滴消炎眼药水预防感染。

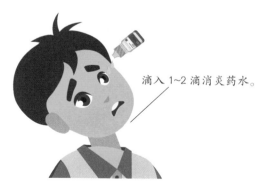

滴入 1~2 滴消炎药水。

④ 及时治疗

　　如果情况严重，则应用干净纱布盖住伤侧眼部，及时到医院进行治疗。

 注意

•如果无法用温水清除眼内的异物，或者伤情较严重，如眼球出血、瞳孔散大或变形、眼内容物脱出等，不要再尝试其他方法，应立即用干净纱布覆盖眼部，前往医院诊治。

肢体断离

　　肢体断离是指强大的外力使人体部位受到广泛而严重的破坏并断离，常发生于手指、脚趾、手、臂、足、腿等部位。肢体断离在生活中有一定的发生概率，因此了解并掌握其急救方法，学会正确处理断肢，是很有必要的。

肢体断离的原因

锐器伤

　　常见的锐器伤是由菜刀、闸刀、飞轮、电锯等造成的。在这种情况下，离断的肢体断端相对比较整齐，断端清理完及断肢再植以后，肢体相对容易成活。

钝器伤

　　钝器伤是碾锉，或是轮胎、机器在肢体上碾压过去，出现肢体断离，即表面上肢体连续性存在，看似肢体没有断，其实仅仅是皮肤完整，里边的软组织，即神经、血管、肌肉都已经离断。这种情况肢体也需要进行手术再植。但是由于软组织损伤比较重，所以断肢再植成功率相对比较低。

挤压伤

　　挤压伤是肢体被石块、铁块或其他重物砸断，砸断以后肢体损伤以及肢体断端的软组织损伤比较严重，里面夹杂软组织或异物，手术再植成活率比较低。

肢体断离的症状

肢体断离分类及症状表现

症状分类	具体表现
大部断离	肢体局部组织绝大部分已断离，并有骨折或脱位，残留有活力的相连软组织少于该断面软组织总量的 1/4，主要血管断裂或栓塞，肢体的远端无血液循环或严重缺血，不接血管将引起肢体坏死者，称为大部断离
完全性断离	断离肢体的远端部分完全离体，无任何组织相连，称为完全性断离

肢体断离的急救

① 止血包扎

　　立即采取有效的止血措施，如压迫止血、结扎止血带等方式，达到止血效果后再将断肢的残端进行包扎。

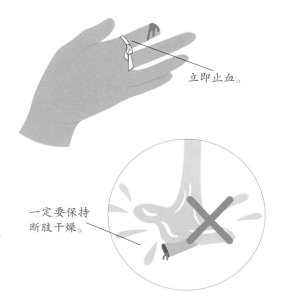

立即止血。

② 保持断肢干燥

　　千万不要用水或酒精等液体清洗、消毒、浸泡断肢，必须保持其干燥。

一定要保持断肢干燥。

③ 对断肢进行低温保存

　　肢体保存温度为4℃左右，首先将断肢用毛巾或多层布类包裹好，再放入双层塑料袋内，将塑料袋密封好；然后另取一个装有冰块或冰棍的塑料袋，将装有断肢的塑料袋装入其中。

断肢要低温密封保存。

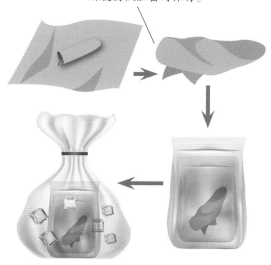

④ 前往医院

　　将包扎处理后的患者连同断肢一起迅速送往医院。

⚠ 注意

● 对断肢进行低温保存后，可以用记号笔在塑料袋上记下发生事故的时间，为医生进行后续治疗提供参考。

口腔外伤

　　严格来讲，口腔颌面部的范围包括口腔、眼眶下外侧方、耳前下方、颊部、唇部、下巴及颈部的上面一小部分。正常情况下，这些部位都暴露在外，在外力的作用下，很容易受到损伤；又由于口腔的血管丰富、神经密集，导致受伤后不但疼痛明显，而且容易发生继发性感染。

口腔外伤症状

✓ **面部软组织挫伤：** 多为闭合性损伤，面部皮肤的完整性未遭到明显破坏或只有轻度擦伤，主要表现为皮下软组织的损伤。受伤部位可见明显的肿胀、瘀血，表面青紫，伴有压痛。如果受伤部位在下颌关节，还可能影响张口动作；眼睛周围软组织受伤时，则表现为眼周青紫肿胀，睁眼困难。

✓ **牙折：** 牙齿因外力作用发生不同程度的折断缺损。多发生在运动时相撞或突然跌倒，上牙、下牙由于外力直接打击或槽牙突然咬到石头等硬物而导致损伤。其中以上门牙较为常见。

✓ **口腔颌面部复合伤：** 当口腔的创伤程度较重时很容易发生复合伤，并可影响到颅脑，引发颅底骨折或颅脑损伤，而又因为平时口腔、鼻腔中存有大量细菌，导致容易并发感染。

口腔外伤急救

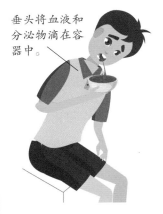

垂头将血液和分泌物滴在容器中。

① 口腔出血
让患者坐下，垂头将口腔内的血液和分泌物滴在可用的容器中。

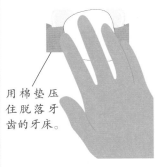

用棉垫压住脱落牙齿的牙床。

② 牙齿脱落
如果牙齿脱落了，用棉垫压住脱落牙齿的牙床。

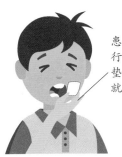

患者可自行压住棉垫，尽快就医。

③ 颌面受伤
颌面受伤时，用棉垫盖在伤口上10分钟左右。让患者自己用手托住下颌，压住棉垫，然后立即就医。

！ 注意

● 面部软组织挫伤一般不需要到医院就诊，可用毛巾浸冷水后冷敷。有条件的也可用冰袋，以帮助止血，减轻疼痛。如受伤时间超过24小时，则应采取热敷。

皮肤扎刺

　　日常生活中，经常会发生被刺扎破皮肤的状况。扎进刺事小，但是如果不好好处理，很容易导致皮肤发炎化脓，特别难受。另外，如果去刺的时候不注意方法，容易破皮出血，可能跟不去刺一样发炎化脓，甚至更严重。

皮肤扎刺的症状

✓ **短时间不取出：**引起感染，局部可能会出现红、肿、热、痛等现象。

✓ **长时间不取出：**产生积液，引发化脓，皮肤容易红肿或破溃，流出脓液，严重者有可能出现全身感染的症状。

！ 注意

● 平时一定要注意伤口的卫生，定期对伤口进行消毒，以免发生感染。

● 如果不能将所有刺都取出，或者不确定是否已经都取出，应尽快就医，以免拖延导致感染。

● 平时接触物品时要多留心，尤其是在触摸玫瑰、蔷薇、松树、仙人掌、一次性筷子时，尽量避开突出的刺。

皮肤扎刺急救

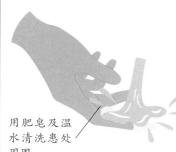

用肥皂及温水清洗患处周围。

❶ 清洗
用肥皂及温水清洗患处周围的皮肤。

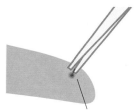

镊子使用前要消毒。

❷ 用镊子夹出刺
当皮肤扎进小刺时，如果扎刺不深或尾端暴露在皮肤外，可以用镊子尽可能夹住靠近皮肤的刺，反方向拔出。

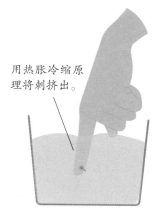

用热胀冷缩原理将刺挤出。

❸ 用温热水浸泡患处
如果刺的尾端完全进入皮肤内，可以使用温热水浸泡被刺扎的部位，利用热胀冷缩的原理，将刺顶出来，然后使用镊子将刺轻轻拔出。拔出之后，应使用酒精或碘伏进行局部消毒。

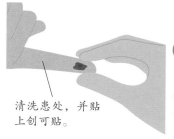

清洗患处，并贴上创可贴。

❹ 挤压伤口
挤压伤口，使之出一点血，以便将污物带出。将患处清洗一遍，彻底拭干后，贴上创可贴。

踩到玻璃碴

　　玻璃制品在生活中很常见，如果不小心打碎了，一定要多打扫几遍，避免踩到遗漏的玻璃碴。万一不小心踩到了，如果位置较浅，可以自行处理；如果位置比较深，则要及时就医。

踩到玻璃碴的不同情况

✓ **踩到大块的碎玻璃：**
有明显的痛感，严重的会有明显伤口出血。

✓ **踩到细小的碎玻璃：**
肉眼不容易发现，但是触碰或挤压伤口会有痛感。

！ 注意

● 如果伤口过大、刺入过深，自己无法处理，最好去医院进行处理。
● 如果伤口见血，最好打破伤风抗毒素预防感染，因为玻璃上可能会带有未知病菌。

踩到玻璃碴急救

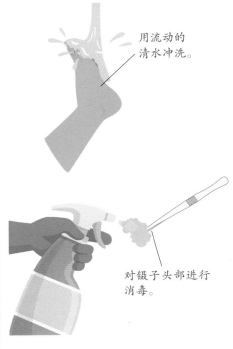

用流动的清水冲洗。

对镊子头部进行消毒。

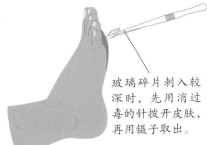

玻璃碎片刺入较深时，先用消过毒的针拨开皮肤，再用镊子取出。

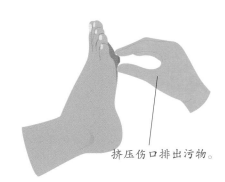

挤压伤口排出污物。

1 **清洗伤口**
　　用流动的清水清洗伤口。

2 **镊子使用前先消毒**
　　取一把尖头镊子，用医用酒精对镊子头部进行消毒。

3 **取出玻璃碎片**
　　若能看到玻璃碎片凸在外面，可用消过毒的镊子小心取出。若玻璃碎片刺入较深，可用一根消过毒的针稍微拨开皮肤，再用镊子取出碎片。

4 **挤压伤口**
　　取出碎玻璃后，从两侧挤压伤口，让伤口出血，排出污物，并再次用流水清洗伤口，最后用消毒纱布包扎。

尖锐异物刺入身体

不慎导致尖锐异物刺入体内的情况，在急诊科并不少见。生活中发生这样的意外，现场及时正确处理至关重要。特别是异物刺入头部、颈部、胸腔、腹腔和四肢大血管走行的部位，应确保在处理时，将伤害降到最小，并为后续治疗争取时间。

尖锐异物刺入身体的症状

- ✓ 尖锐异物刺入身体，伤口一般会立即出血。如果血液喷涌而出，说明刺入的部位有大血管，情况较危急。

- ✓ 如果尖锐异物刺入较深，还会造成人体脏器损伤。如利器刺入胸背部，易伤及心、肺；刺入腹部，易伤及肝、脾等器官；刺入头部，易伤及脑组织。

❗ 注意

- 值得注意的是，对于一些小而深的伤口或者被带有污物的异物刺伤，经自行处理后仍需到医院注射破伤风抗毒素，以预防破伤风。

- 经妥善包扎固定的患者，搬运时一定要平稳，切忌动作简单粗暴，尤其是在转送医院的途中仍需注意保持异物的稳定，同时需要保持患者呼吸道的畅通，及时取出假牙等异物。

尖锐异物刺入身体急救

较小尖锐异物刺入

较小的异物刺入身体，这种伤口小而浅，比如手指被木刺刺伤。可以用肥皂水仔细清洗伤口及伤口周围的皮肤，然后用消过毒的镊子轻轻夹住异物，稍微用力反方向拔出即可。

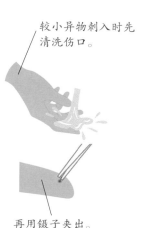

较小异物刺入时先清洗伤口。

再用镊子夹出。

四肢血流不止的

四肢被刺伤后流血不止，伤口较小时可用干净的毛巾、布条包扎伤口。若是伤口较大或者流血较多，可用干净的毛巾、布条、衣物等，于伤口近心端（伤口的上方）包扎，包扎不宜过紧也不宜过松，以能止住出血为宜，每隔1小时应松开包扎带5~10分钟。经现场处理后再送医诊治。

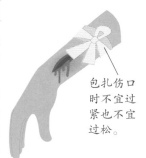

包扎伤口时不宜过紧也不宜过松。

尖锐异物刺入要害

尖锐异物刺入头面部、颈部、胸部、腹部，先将两块棉垫或者相似替代品（如干净衣物等）安放在异物显露部分的周围，尽可能使异物固定、不摇动，然后再包扎固定，使刺入体内的异物不脱落。

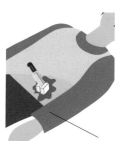

较大异物刺入身体，应用棉垫固定异物。

其他类

触电、溺水，这些情况都十分危急，抢救时机稍纵即逝。但是，抢救者必须先确保自己的安全，比如，遇到触电者，切断电源时注意做好绝缘措施；遇到溺水者，先要确保自己的水性和体力足够救出溺水者，再下水施救。

触电

触电一般指电击伤，是指一定量的电流通过人体引起不同程度的组织损伤、器官功能障碍或猝死。触电后的 10 分钟内是黄金急救时间。因此触电的现场急救方法是必须要熟练掌握的。

受伤较轻时

头晕、心悸

脸色、皮肤苍白

四肢软弱、全身乏力

触电部位起水疱、组织破坏、皮肤烧焦

肌肉疼痛，甚至短暂抽搐

受伤较重

持续的抽搐以及由抽搐造成的骨折、肌腱断裂

休克

心律不齐

内脏破裂

不省人事直至死亡

触电自救

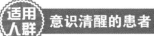
适用人群 意识清醒的患者

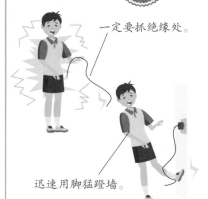
一定要抓绝缘处。
迅速用脚猛蹬墙。

1 脱离电线
如果接触到的是带电的电线，触电者可用另一只空出的手迅速抓住电线的绝缘处，将电线拽离自身。

2 摆脱电源
如果接触到的是固定在墙上的电源，触电者可用脚猛力蹬墙，同时身体向后倒，借助身体的重量和外力摆脱电源。

触电急救

适用人群 失去意识或丧失行动力的患者

要用绝缘物体阻断电流。

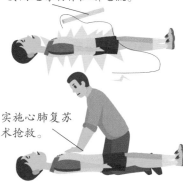
实施心肺复苏术抢救。

1 阻断电流与患者之间的连接
用干燥的木棍、书本、瓷器、塑料或橡胶制品等，迅速将电线、电器与触电者分离。

2 实施心肺复苏术
阻断连接后，立即检查其生命体征。如果心跳停止，立即进行人工呼吸和胸外按压，同时拨打急救电话。

❸ 电烧伤的急救办法

电流通过身体时，会有烧伤，包括电流接触时的表面损伤，或电流入口和出口处的损伤，应按烧伤急救办法处理。此外，电流出入口之间还有内部损伤，伤口的位置和方向会提示内部损伤的部位和严重程度，以及触电者可能导致的休克程度。电击能引起心搏骤停，如果触电者失去知觉，在确保现场安全的情况下，救助者应首先开放气管，检查呼吸。若只有 1 个人，立即进行 2 分钟的心肺复苏术，然后拨打急救电话。

❹ 触电者高空跌落的急救办法

如果触电者触电后弹离电源或自高空跌下，很有可能并发颅脑外伤、血气胸、内脏破裂、四肢和骨盆骨折等。此时，应按外伤、骨折的急救方法进行处理。

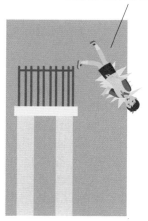

高空跌落后，按相应急救方法进行处理。

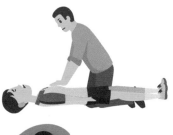

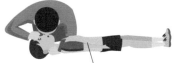

持续做心肺复苏。

❺ 持续进行心肺复苏术

抢救中断时间不能超过 30 秒，因此最好不要随意移动伤者。在送往医院或等待救援的过程中，对于心跳、呼吸停止的触电者，要持续给予人工呼吸和胸外按压，直到有医护人员接替为止。

❻ 帮触电者脑部降温

如果有条件，可将碎冰屑装入塑料袋中做成帽子状包裹于触电者头部，帮助其脑部降温，争取心、肺、脑尽早复苏。

❼ 密切监护触电者

触电者好转后要恰当处理。如果触电者的心跳和呼吸经抢救后均已恢复，可暂停心肺复苏操作。但心跳、呼吸恢复的早期仍有可能再次骤停，救助者应严密监护，随时准备再次抢救。

❌ 禁止这样做

· 盲目施救。在确认电源完全切断之前，不要随便靠近或企图救助，以免造成救助者不必要的伤亡。救助被高压电电击者时尤其要注意，在确定电源被完全切断之前，任何人都必须远离高压电缆 8 米以上。

· 解救触电者时，直接触碰触电者的皮肤和鞋。这样做会导致救助者也陷入危险。

✔ 应该这样做

· 如果触电者的衣服是干燥的，并且不贴身，可以用一只手抓住其衣服，拉离电源。

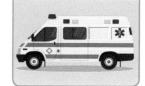

误食干燥剂

现在很多食品包装袋里都有干燥剂，孩子不知道它是什么，常误将其当作食物吃到肚子里，这种事屡见不鲜。干燥剂分为食品干燥剂和工业干燥剂，生活中常见的食品干燥剂是由生石灰和硅胶制成的。不同的干燥剂误食后的处理方法不同，因此事先了解相关知识与急救措施，可以让我们在遇到这种情况时采取正确的做法，尤其是对有孩子的家长。

 生石灰干燥剂

误食后
马上就会有反应

↓

口腔、胸骨后部、
上腹部有烧灼感

↓

恶心或者呕吐
暗红色的血液

 硅胶干燥剂

化学性质稳定，
一般不会有任何反应

↓

观察大便，
看看是否已经
随大便排出

↓

如果误食后出现
恶心、呕吐、
腹泻等症状，
及时就医

误食生石灰干燥剂急救

 适用人群 误食生石灰干燥剂的患者

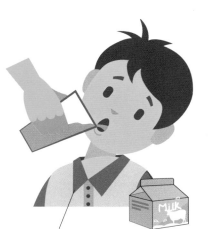

不要催吐，避免二次灼伤。

孩子饮用牛奶或者水时，
注意要少于 200 毫升。

①不要催吐
如果误食了大量生石灰干燥剂，千万不要催吐。如果是小量的，一般问题不大。

②口服牛奶或水
立即口服牛奶或水，一般成人服用 120~240 毫升，孩子一般按每千克体重 10 毫升服用，但总量要少于 200 毫升，因为过量饮用牛奶或水可诱发呕吐。

③立即送往医院
口服完液体后，立即送往医院进行进一步处理。

误食硅胶干燥剂急救

 适用人群

 误食硅胶干燥剂的患者

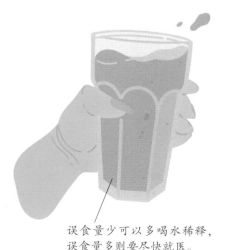

观察干燥剂是否排出。

1 **观察大便**
一般不需要做特殊处理，观察干燥剂是否随大便排出。

2 **没有反应无须就医**
除非出现了头晕、呕吐等特殊反应，一般无须就医。

❌ 禁止这样做

- 误食生石灰时催吐。生石灰遇水后变成碳酸氢钙，碳酸氢钙具有腐蚀性，所以误食此类干燥剂后切勿进行催吐。
- 用酸性物质中和生石灰。生石灰会与酸类物质反应，释放出的热量可加重损伤。

误食三氧化二铁干燥剂急救

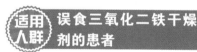 适用人群　误食三氧化二铁干燥剂的患者

1 **喝水稀释**
误食量少者，可以多喝水稀释三氧化二铁的毒性。

2 **观察是否有铁中毒**
如果服用的量比较多，出现了恶心、呕吐、腹痛、腹泻等消化道症状，可能是铁中毒，必须赶快就医。

误食量少可以多喝水稀释，误食量多则要尽快就医。

✅ 应该这样做

- 如果不慎误食了干燥剂，千万不要慌张，一定要分清楚吃的是什么类型的干燥剂，再采取相应的措施应对。
- 误食生石灰干燥剂，除了饮用牛奶外，还可以饮用适量的蛋清和水。两者可以与生石灰起反应，在消化道形成一层保护膜，有利于减少消化道的损伤。

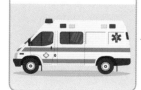

溺水

溺水多发于夏季，游泳者不熟悉水性，或在饥饿、疲劳状态下透支体力地游泳等情况，都可能导致淹溺。溺水时大量水灌入肺部或遇到冷水刺激会引起喉部痉挛，造成窒息或缺氧，若抢救不及时，4~6分钟即可导致死亡。因此，对于溺水者的抢救是争分夺秒的，掌握现场急救的措施尤为重要。

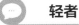 **轻者**

口唇及四肢末端
出现青紫

面部水肿、
四肢发硬

呼吸浅表，
出现窒息缺氧现象

重者

1分钟内面色青紫

口鼻腔充满
血性泡沫或泥沙

四肢冰冷

昏迷不醒

瞳孔散大、
呼吸停止

溺水自救　 适用人群　不会游泳但有力气自救的人

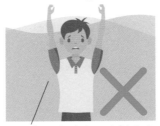

不要盲目乱划水，这样会大量消耗体力。

❶ 屏住呼吸放松身体
不要盲目地将双手上举或胡乱划水，试图使自己上浮。要屏住呼吸、放松全身，去除身上的重物，同时要睁开眼睛，观察周围情况。

❷ 掌心向下划水
一旦身体停止下沉并上浮时，落水者应将双臂掌心向下，从身体两边向下划水。注意向下划要快，抬上臂要慢。同时双脚用力交替向下蹬水，或膝盖回弯，用脚背反复交替向下踢水，加速自身上浮。

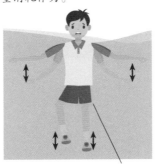

停止下沉时，双臂掌心向下划水。

四肢自然下垂。

❸ 全身放松俯漂
也可吸气后全身放松俯漂在水面，四肢自然下垂似水母般静静漂浮在水面，待需要吸气时双手抬至下颌处，再向下、向外压划水，顺势抬头吐气、吸气，随即低头闭气恢复漂浮姿势。

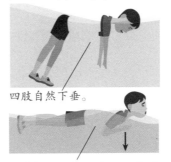

双手抬至下颌，向下、向外压划水，抬头换气。

❹ 用衣服自救
也可利用衣服自救。例如，将拉链、扣子完全扣上，一手将衣服下摆拉出水面，另一手将水花拍打至衣服内充气。

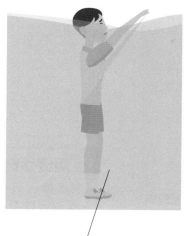 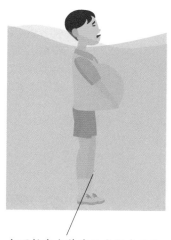

将上衣下摆拉出水面。　　向下拍出水花直至衣服内充气。

❺ 用手划开水草
如果在水中被水草缠着了，不要乱抓乱踢，否则很可能让自己越陷越深。这时候应该仰浮，一手划水，一手解开水草。

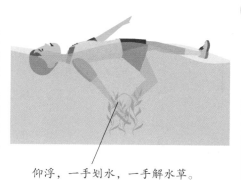

仰浮，一手划水，一手解水草。

❻ 保存体力
一定要全身放松，保存更多的体力，坚持更长的时间。

❌ 禁止这样做
- 游泳时间过长。潜泳时间过长或过频，会引起脑缺氧而出现头痛、头晕或休克等。
- 在非游泳区游泳。特别是在沟渠或池塘等开放水源，溺水危险特别大。

 应该这样做
- 游泳前要做好准备活动，若发生抽筋，且离岸距离远，不要慌张，立刻求救，在水中保持身体安全稳定，待抽搐缓解后再上岸。

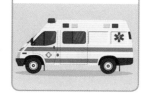

溺水急救

 适用人群 失去意识或无法自救的溺水者

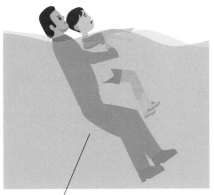

迫使溺水者采取仰泳姿势。

① 正确的救人姿势

有救人能力的人可以迅速下水，从溺水者的后面环绕过其腋窝并抓紧，迫使溺水者采取仰泳姿势，将溺水者救出水面。

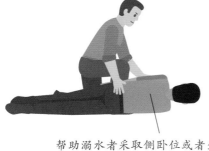

帮助溺水者采取侧卧位或者坐卧位休息。

② 判断有无意识

将溺水者救上岸后，首先判断溺水者有无意识。如果溺水者有意识，并且有呼吸和心跳，则应帮助溺水者采取侧卧位或者坐卧位休息，拨打急救电话等待救护车或送医检查。

进行人工呼吸。

进行胸外按压。

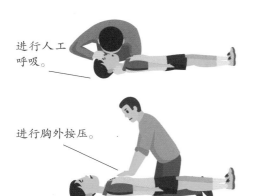

③ 进行心肺复苏术

如果溺水者呼吸微弱、心跳停止，则应立即给予人工呼吸和胸外按压。做人工呼吸前应先清理溺水者口鼻内的异物。

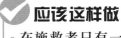 **禁止这样做**

• 自身不会游泳，贸然下水救人。这样不但救不了溺水者，自己也有溺水的风险。

应该这样做

• 在施救者只有一人或游泳技术不足以支持救人的情况下，可将竹竿、绳索、救生圈之类的东西抛给溺水者。同时大声呼救、拨打120急救电话。
• 溺水者被救上岸后，应马上清除其口和鼻内的污泥、杂草及分泌物，以免进入气管。同时解开溺水者的衣扣、内衣、腰带等，以利于其呼吸。

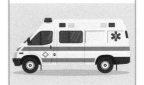

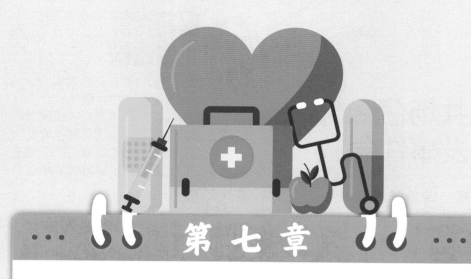

第七章

面对突发事故及灾难，学会逃生和自救

　　针对各类危险因素，逃生应急措施能够很好地起到事前预防和事后引导作用。其中，在突发事故和灾难中，事发后安全、准确、快速疏散和引导至关重要。本章从公共场合突发事件的急救、交通意外事故的急救、自然灾害的急救 3 个方面，为大家介绍相应的应急逃生方法。

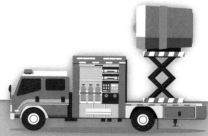

公共场合突发事件急救

在一些公共场所有时也会发生意外，这些意外因其突发性往往让人无所适从。这时保持镇静，运用正确的逃生方法，才能让自己和他人有逃生的机会。

大楼起火

现在很多建筑，无论是居民区还是办公区，都是高层建筑。我们一定要学会一些逃生知识，以保护自己和家人的人身安全。当火灾发生时，第一时间拨打消防救援电话，做好急救措施，等待救援到来。

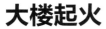

① 保持冷静，不要惊慌

当发现楼内失火时，切忌慌张、乱跑，要冷静地探查着火方位，按照安全出口指示牌指引的方向迅速撤离。若撤离的方向有烟有火则应果断选择其他的安全出口逃离。公众场所通常都有两个以上的安全出口，不要盲目地朝着有烟有火的楼梯间逃生。

② 关闭房门

起火时，如果楼道被烟火封死无路可逃，要迅速清理门口的可燃物，关闭房间门并利用毛巾、衣物、胶布等封堵门缝，防止浓烟进入。如果现场有水源的话，要不断地往门上泼水以保护房门，延缓火势蔓延进来。

③ 利用空心管进行呼吸

当有浓烟进入室内时，寻找并佩戴防烟面罩。如果没有防烟面罩的话，也可利用各种空心管（例如窗帘杆、淋浴软管等）伸出窗外进行呼吸。

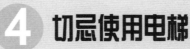

④ 切忌使用电梯

发生火灾时，线路容易被烧坏导致电梯停止运行，将乘坐电梯逃生的人员困在电梯轿厢内；电梯井直通楼房各层，火场烟气涌入时极易造成"烟囱效应"，电梯里的人员随时会因浓烟毒气熏呛而窒息死亡；在消防人员灭火时，水容易流到电梯内，会造成触电的危险。

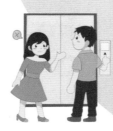

8 远离着火点暂时避难

高楼层住户无法通过窗口逃生时，应逃往离着火点最远的有水的房间暂时避难，关门、堵缝、泼水，利用房间门构建第一道临时防火墙。如果房间门最终被烧穿的话，可利用厕所门再次关门、堵缝、泼水，构建第二道临时防火墙。

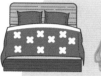

7 用绳子或床单逃生

发生火灾无路可逃时，低楼层（三楼以下）住户可以考虑从窗口跳窗逃生。可以利用床单被套或窗帘打结当成绳索来降低跳窗的高度，以降低伤害的程度。

6 脱掉燃烧的衣物

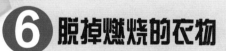

衣物着火时切勿奔跑、大声呼叫，以免造成或加重呼吸道烧伤。此时如果身边没有水和灭火器，要立即将衣服脱掉，或者就地打滚扑灭火苗。

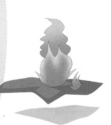

5 跑得越快越好

发生火灾时，能跑就跑，越快越好。不要贪恋财物，不要因为捂湿毛巾或湿被子而耽搁了宝贵的逃生时机。

日常防火做好"三清三关"，即清厨房、清走道、清窗口和阳台；关火源、关气源、关电源。

遇到踩踏事故

踩踏事故，是指在聚众集会中，特别是在整个队伍产生拥挤移动时，有人意外跌倒后，后面不了解情况的人群依然在向前移动，对跌倒的人产生踩踏，引发惊慌、加剧拥挤和增加跌倒人数，并产生恶性循环的群体伤害意外事件。

踩踏事故已经逐渐成为社会安全的一种潜在隐患。当意识到危险时，奔跑、逃生是人类的本能。大多数人都会因为恐惧而"慌不择路"，引发拥挤甚至踩踏。因此我们要学会一些避免踩踏以及在踩踏事件中保护自己的方法。

1 躲避人群

如果发觉拥挤的人群向着自己行走的方向涌来时，应该马上避到一旁，但是不要奔跑，以免摔倒。

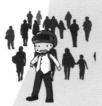

2 不要逆着人流前进

如果路边有商店等可以暂时躲避的地方，可以暂避一时，切记不要逆着人流前进，那样非常容易被推倒在地。

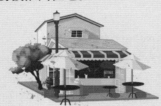

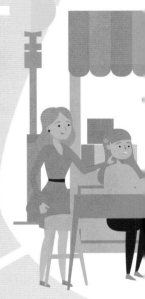

3 远离店铺玻璃窗

若身不由己陷入人群之中，一定要先稳住双脚。切记远离店铺的玻璃窗，以免因玻璃破碎而被扎伤。

6 靠近墙壁

找机会靠近墙壁，如果原本为侧卧位，将身体调整为跪卧位，双手扣紧后脑。

7 防护胸腔

手肘和膝盖接连，形成空腔区域。这样可以有效地防护胸腔，还可以保留足够空间获取空气。

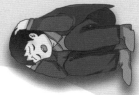

5 摔倒后蜷缩身体

摔倒后，如果无法起身，应快速蜷缩身体，用双臂保护头部要害及胸腔，使肱骨、肩胛骨、锁骨以及骨盆形成支撑保护脏腑，这样可以尽量避免受到致命伤害。

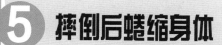

4 减少身体受力面

在拥挤的人群中抬起两只前臂，手肘的点对准人与人之间的缝隙，让人流的冲击分散到身体的两侧。这样做可以有效地避免在人流中摔倒，并且要保持重心稳定，不要用身体与人群的冲力对抗，保护胸腔，减少压力，减少身体的受力面。

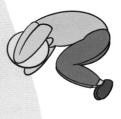

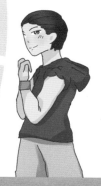

如有可能，抓住一样坚固牢靠的东西，如路灯柱，待人群过去后，迅速而镇静地离开现场。一定不要采用体位前倾或者低重心的姿势，即便鞋子被踩掉，也不要贸然弯腰提鞋或系鞋带。

乘电梯被困
应该如何逃生

不管是写字楼还是作为住宅的高层公寓，电梯作为人们日常出行的重要运载设备，其安全性能直接影响人们的生命安全。正因如此，电梯安全显得格外重要。也正因为电梯的频繁使用，导致电梯容易发生多种故障，把正在乘电梯的人困在里面。而面对事故，学会如何把握时机求生显得更为重要。

119

1 电梯故障，被困电梯时

• 保持镇定，如果不是一人被困，安慰困在一起的人，向大家解释不会有危险，电梯轿厢不会掉下电梯井。电梯井有防坠安全装置，会牢牢夹住电梯两旁的钢轨，安全装置也不会失灵。

• 用电梯内的电话或对讲机与外界联系，还可按下标盘上的警铃报警。如果手机有信号，被困者可拨打 119 求助。上述方法都不可行时，可拍门叫喊，请求立刻找人来营救。

• 不要尝试从电梯天花板的紧急出口爬出去。出口板一旦打开，安全开关就使电梯刹住不动。如果爬出后，出口板意外关上，电梯就可能突然开动令人失去平衡，在漆黑的电梯井里，可能被电梯的缆索绊倒，或因踩到油垢而滑倒，导致从电梯顶上坠落。

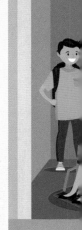

③ 当电梯运行速度突然加快时

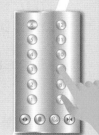

立即按下每一层按键。如果有应急电源，可立即按下，在应急电源启动后，电梯可立刻停止下落。将整个背部和头部紧贴轿厢壁，用轿厢壁来保护脊椎。同时下肢呈弯曲状，脚尖点地、脚跟提起以减缓冲力。用手抱颈，避免脖子受伤。

② 轿门关闭后，电梯不启动

发生这种情况很可能是因为本层的门锁电触头接触不良，可以先按开门按钮使电梯开门，然后再按关门按钮让电梯关门，看电梯是否解除故障继续运行。重复几次，如果还不行，就按开门按钮开门离开，并通过按警铃或电话告知电梯管理部门。

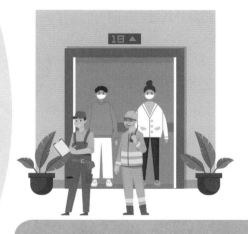

千万不要尝试强行推开电梯内门，这样可能导致电梯轿厢失控。即使能打开内门，也未必能打开外门。

交通意外事故急救

交通意外事故是指交通工具在行驶过程中，因过失或意外造成的人身伤亡或者财产损失的事件。不同的交通意外事故有不同的应急处理办法，掌握相应的办法，在关键时刻也许可以救命。

私家车翻车的先兆

 横向外翻时

驾驶员身体
有向外飘的感觉

 路肩外斜坡翻车时

车身先慢慢倾斜

 纵向倾翻时

驾驶员会有
车头下沉的感觉

 注意

● 遇到车祸时，如果有人员被困车内无法脱困时，除了拨打122交通事故报警电话，同时还应该拨打119消防救援电话。

私家车翻车

由于驾驶不当，车辆在行驶过程中可能会出现翻车的事故。当这种情况出现时，一定要冷静应对，为自己和其他人争取更多的逃生时间。

私家车翻车急救

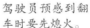
驾驶员预感到翻车时要先熄火。

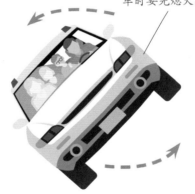

① 保持冷静
保持冷静，不要由于过度惊慌而做出一些致命的错误动作。

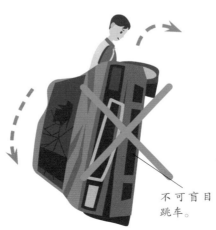
不可盲目跳车。

② 稳住身体
驾驶员预感要翻车时，首先应该熄火，然后双手紧紧握住方向盘，两脚钩住踏板，固定身体，随着车体翻转。如果车辆向深沟滚翻，应让身体夹在变速杆和座垫间，尽一切可能稳住身体，避免因身体在驾驶室里滚动而受伤。不可盲目跳车。

❸ 让副驾驶人员先出

因为副驾驶没有方向盘，坐在副驾驶的人容易逃出去，所以要让副驾驶人员先出。如果车门因为变形打不开，可以打开车窗或者用安全锤将车窗的一角敲碎从窗口逃出。

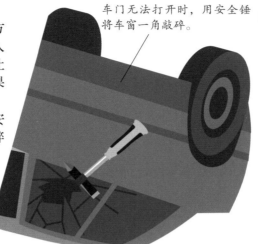

车门无法打开时，用安全锤将车窗一角敲碎。

❹ 抢救伤员

如有伤员困在车内，先用千斤顶、剪钳把伤员救出来，让其平躺在地上，立刻进行简单抢救并拨打120。

 遇到车祸，马上对伤员进行急救

✅ 如果此时伤员呈昏迷状态，外界刺激对其无作用，应保持伤员的呼吸道畅通，及时清理口腔中的呕吐物、血块等，避免造成窒息。

✅ 如果伤员有心跳减慢、呼吸停止的情况，应立即予以胸外按压以及人工呼吸；若伤员出现脉搏减弱、呼吸急促等情况，可能是大出血的信号，应立即拨打急救电话，或者立刻送诊。

✅ 车祸冲撞后，伤员容易有多处的出血。对于出血部位，应及时予以绷带加压包扎，或是直接用衣物进行压迫，以起到止血作用。

✅ 如果伤员有骨折现象，应固定患肢。在移动伤员时，最好是让其平卧在木板或是担架上，避免伤情进一步加重。

❌ 禁止这样做

• 逃生出来后，直接冲出车外。这样容易造成二次伤害。一定要先观察周围的情况，确定安全后再出去。在高速公路上，一定要到护栏的外面，尽量远离事故现场。

✅ 应该这样做

• 如果车辆在公路沟边或悬崖边翻车，应判断车辆是否会继续翻车。要保持车内秩序，让靠近悬崖边的人先下车，否则车辆重心偏移，会导致车辆继续滚下。

• 在打碎侧窗玻璃逃生时，应轻按侧窗玻璃的边角，而不是中心点。也不要选择有夹层玻璃的前挡风玻璃。

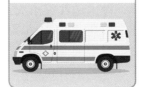

私家车起火的先兆

行驶过程中
车内出现汽油味

车内出现焦煳味

车头冒出蓝色
或者黑色的烟雾

仪表灯不亮

发动机水箱开锅
并伴随异味

油耗突然明显增大

> **! 注意**
> • 汽车通常从一个部位开始着火，然后蔓延。如果发现得早，只有轻微的烟雾。此时，首先应迅速扑灭小火，用车上的灭火器一般就可以化解危机。

私家车火灾急救

　　私家车起火的原因繁多，因为私家车内部空间狭窄、线路相互交错，并且充满各类易燃易爆物品。一旦着火，车辆可能会在短短几分钟内燃烧殆尽，车内人的生命也会在顷刻间陷入危险境地。因此私家车起火时的急救与自救是非常需要了解的知识。

私家车自燃急救

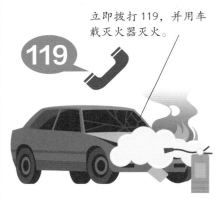

立即拨打119，并用车载灭火器灭火。

❶ 切断电源下车
　　如果发动机突然冒出浓烟或闻到异味，驾驶员应迅速停车，疏散同车人员，并切断电源，用车载灭火器灭火，并立即拨打119火警电话。

❷ 不要打开引擎盖
　　引擎处蹿出火苗时千万不要打开引擎盖，否则会加大火势。可以拉开锁止开关，然后稍微把引擎盖抬起来，露出一条缝，从缝隙处往里面喷灭火剂，等火苗消失后再打开引擎盖，进行下一步处理。

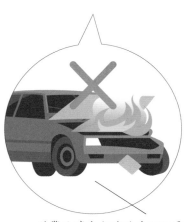

引擎处蹿出火苗时千万不要打开引擎盖。

❸ 加油起火时，迅速将车开出加油站
　　私家车加油时起火，应立即停止加油、疏散人员，并迅速将车开出加油站，用灭火器或衣服、毛毯等将油箱上的火焰扑灭。

发现火情后，马上这么做

✓ 在行驶过程中，一旦驾驶员闻到燃烧气味或看到烟雾，应立即停在安全的地方，关闭电源，然后拉紧手刹，离开车辆。

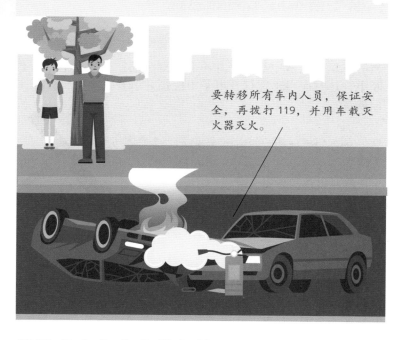

要转移所有车内人员，保证安全，再拨打 119，并用车载灭火器灭火。

❌ 禁止这样做

- 引擎处蹿出火苗时，打开引擎盖，这样会加大火势。
- 在救火时张口喊叫，会导致烟火呛伤呼吸道。

✓ 应该这样做

- 衣物被烧着时，要迅速将衣服脱下或者就地打滚将火扑灭。
- 如果火势危及车上易燃物品，要先把易燃物品卸下。

其他私家车火灾的急救

私家车被撞后起火

先设法让车内所有人逃到安全区域，保障人员安全之后，再进行灭火，或拨打 119 火警电话。

在修理过程中着火

如果私家车在修理过程中着火，修理人员应迅速上车，切断电源，用灭火器将火扑灭。

在停车场着火

如果着火时私家车在停车场中间，应在扑救火灾的同时，组织人员疏散周围停放的车辆。如果着火私家车在停车场的一边时，应在扑灭火的同时组织疏散旁边的车辆。

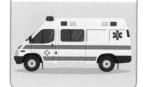

私家车落水的过程

车辆与水面碰撞

车辆受到冲击

安全系统弹出气囊

5~10 秒
车辆涉水短路

车辆前端
沉入水中时，
车头向下沉

前门由于水压问题
打不开

1~2 分钟
车辆会彻底沉入水中

 注意

• 车辆落水后，通常会在水面上漂浮 1~2 分钟，车头部位首先下沉。在此之前，迅速打开车门，跳入水中。

私家车落水

车辆落水后非常危险，首先要保持冷静，不要惊慌。从车辆落水到车辆充满水可能也就几分钟的时间，应该在辨明自己所处位置后，迅速制订逃生方案，切勿贪恋车内贵重物品。

私家车落水后无侧翻急救

1 **打开安全带**
车辆落入水中后车身并不会立刻沉没，车辆也不会马上断电。这时应当迅速打开电子中控锁并解开安全带，打开车门逃生。

2 **安全带无法解开时要迅速割开**
如果安全带无法解开，要利用尖锐物品迅速割断安全带。

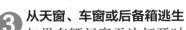
割断安全带。

3 **从天窗、车窗或后备箱逃生**
如果车辆门窗无法打开时，可以尝试打开天窗逃生，也可以利用破窗器或者拔出头枕迅速砸碎车窗逃生，部分 SUV 车型也可尝试从后备箱逃生。如果天窗和后备箱都无法逃生时，不要慌张，保持冷静，尽可能将口鼻保持在水面之上，等待车辆完全入水后，内外压力相对平衡时再推开车门迅速逃生。

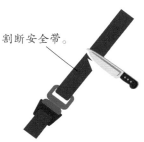
可用车载灭火器、座位头枕等物体破窗。

4 **逃出车厢**
当砸碎玻璃后，碎玻璃会随水流迅速冲进车内，这时一定要小心，别被玻璃划伤。逃出车外后要保持面部朝上，游出水面后迅速寻求救援。如果不会游泳，在离开车前尽量找一些漂浮物抱住。

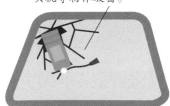

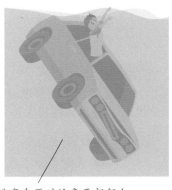
逃离车厢时注意面部朝上。

遇到雨后内涝，马上这么做

✔ 暴雨带来的内涝，也是非常危险的。城市内涝容易带来较深的积水，因此要注意在下穿通道、涵洞、地势低洼路段时，确认深度之后，才能放心通过，千万不要贸然行车。如果遭遇内涝产生的深水，或者车辆停放在地下车库被泡水，千万不要尝试启动车辆，应当及时弃车寻找安全的高地。

私家车落水后侧翻急救

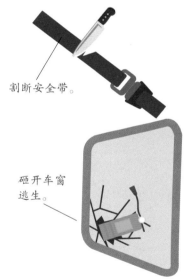

割断安全带。

砸开车窗逃生。

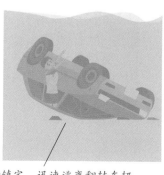

保持镇定，迅速逃离翻转车辆。

1 打开安全带
车辆落水发生侧翻后，要第一时间解开安全带。如果无法解开，同样利用尖锐物品割断安全带。

2 砸开车窗
车辆侧翻后，基本不可能打开车门，此时只能通过车窗逃生。因此要判断清楚更靠近水面的车窗，尽快砸车窗逃生。

3 破窗前深吸一口气
砸车窗前深吸一口气，同时保持镇定，以防砸开车窗后被涌入的水流呛到。

4 迅速逃离车辆
砸开车窗后迅速离开车辆，并全力游向水面寻求救援。

❌ 禁止这样做

• 在水刚淹没车辆的时候开门。此时车外压力太大，很难将车门打开，只有在车内外压力相对平衡的时候将车门迅速打开，才能够顺利逃生。

• 在水压很大的时候试图敲碎玻璃。这样会使碎玻璃随着水冲向车内，对车内的人员造成伤害。

✔ 应该这样做

• 车身的各个玻璃中挡风玻璃最厚，很难被砸破。车门窗和天窗最薄，相对容易砸碎。

• 如果水浅，驾驶室没有被淹没，应待车辆稳定后，再设法从安全处脱离车辆。

• 车辆落水后，不会瞬间沉到水底，此时要马上打开电子中控锁，以防延误时机导致门锁打不开。

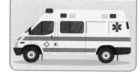

汽车刹车失灵的先兆

 偏刹

踩刹车出现偏移，
如果车辆在高速行驶，
偏移现象会比较明显。

 刹车不回位

可能是
刹车弹簧断裂，
也可能是
制动油管
严重堵塞导致。

 刹车出现异响

日常行驶时，
刹车带有尖锐
的摩擦声。

 注意

• 刹车失灵后立刻
松开油门，不管自
动挡车还是手动挡
车，汽车很快就会
因为失去能量而导
致发动机怠速运
行，汽车速度会明
显下降。

刹车失灵

　　刹车失灵是导致交通事故的一个常见原因，也是在长途行驶中发生的较为严重的问题。发生刹车失灵的原因在于平时对刹车系统缺乏必要的保养，操作不当导致机件失灵，或者严重超载。

刹车失灵急救

1 驾驶员准确操作
　　首先，驾驶员要沉着冷静，迅速、准确地进行操作，紧握方向盘，避免急打方向导致车辆失控。

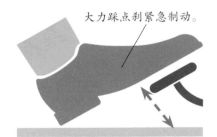
大力踩点刹紧急制动。

2 让汽车减速或停止
反复踩制动踏板，这样或许能在刹车系统中产生足够的压力，让汽车减速或者完全停止下来。无论车辆有无 ABS 防抱死系统，都要大力踩点刹进行紧急制动。

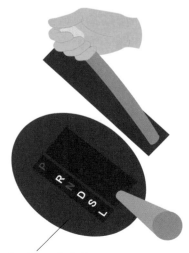
从高到低逐渐减挡。

3 逐渐减挡
　　当刹车失灵时，手动挡车辆应从高到低逐个减挡以获取更大的发动机拖拽力。手自一体自动挡车型可切换至手动模式并逐步减挡以获取更大的发动机拖拽力。

手动挡车与自动挡车刹车失灵的不同做法

✅ 在应急车道怠速行驶的过程中，手动挡车可以用强行降挡的方法加快降低车速。如果是自动挡车，只能不踩刹车、不踩油门，让车辆怠速慢慢降速。自动挡车速度下降比手动挡车慢得多，但在不加油的情况下，速度是匀速下降的。

❌ 禁止这样做

· 结合使用手刹时手刹拉得太紧或太慢。拉得太紧制动盘容易"抱死"，同时很可能破坏传动机件而丧失制动能力；拉得太慢制动盘会因磨损而失去制动作用。

④ 利用自然物强行停车

找一棵大树，利用汽车的保险杠等刚性部件与路边的自然障碍物摩擦碰撞，达到强行停车逃生的目的，尽可能减少事故损失。

利用汽车保险杠与自然障碍物碰撞停车。

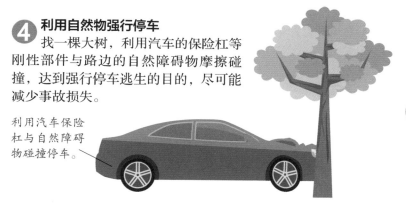

⑤ 上坡时尽量让车辆在坡顶停止

如果上坡时遇刹车失灵，应及时降入中、低速挡，并保持足够的动力行驶至上坡顶部停止。如需在半坡停车，应保持前进低挡位，拉紧手刹，随车人员要用石块、垫木等东西及时卡住车轮，防止溜车。

✅ 应该这样做

· 车辆下长坡或陡坡时，无论有无情况都要踩刹车。这样不仅可以检查制动性能，还可以在制动器失效时赢得控制车速的时间，这种做法称为"预测制动"。

⑥ 下坡时果断用自然障碍停车

如果下坡时刹车失灵，则应果断使用自然障碍物，如路边的岩石、树木等，对汽车造成阻力。紧急情况下，也可以将车身一侧移近山坡，通过摩擦增加阻力，逐渐降低速度。

下坡时刹车失灵，果断用自然障碍物停车。

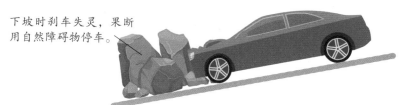

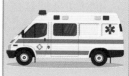

地铁意外事故

地铁作为封闭状态下运营的大型载客交通工具，在设备故障、技术原因、人为破坏以及其他不可抗力因素的影响下，可能会发生重大意外事故。遇到地铁意外事故时，在等待援救的同时，最好能够掌握一些相关的急救知识。

地铁追尾急救

1 防止惯性冲击

车厢发生碰撞时，要尽量稳定住自己的身体，以防身体随惯性向前冲击撞伤。如果时间允许，最好能平卧在座椅上。

2 有序疏散

如果列车无法运行，乘客切勿拉门、砸窗、跳车，同时不要因为顾及贵重物品而浪费宝贵的逃生时间。听从指挥，井然有序地通过车头或车尾疏散门进入隧道，或者通过打开的疏散平台往就近的车站撤离。

3 不要惊慌

被困在密闭的地铁车厢里时，不必担心呼吸困难，因为列车迫停在隧道内时，地铁调度人员会及时开启隧道通风系统。

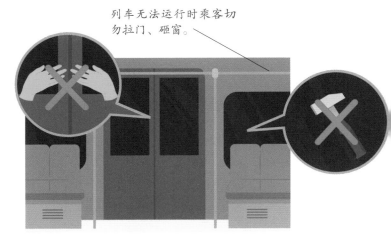

列车无法运行时乘客切勿拉门、砸窗。

地铁事故特点

✓ **突发性：** 由于地铁的运行速度较为固定，车辆与车辆之间的运营时间间隔短。一旦发生运营事故，无论大小都是非常突然的。

✓ **信息不畅：** 发生事故时，乘客往往不知道发生了什么事，有些人甚至出于好奇心理去围观，造成大量乘客的聚集，更容易引起恐慌和焦虑，从而造成二次事故。

✓ **救援难度大：** 由于地铁多数位于地下，运营环境很封闭，逃生通道相对狭窄，这些增加了紧急救援的难度。

✓ **社会影响大：** 由于地铁客流量大，一旦发生运营事故，可能会造成很大的人员伤亡和社会恐慌。

！ 注意

● 平时在坐地铁或是等地铁时，不要一直低头玩手机，也不要在地铁附近嬉戏打闹。

遇到火灾，灭火器这么用

- ✅ **提** 疏散周围人群，确保安全的前提下，把灭火器从固定位置提出来。
- ✅ **拔** 拔掉保险销。
- ✅ **对** 对准火焰根部。
- ✅ **喷** 往下按压阀，对准火焰根部扫射。

* 日常要检查灭火器压力表。正常情况下，指针应指在绿色区域，红色区域代表压力不足，黄色区域代表压力过高。

地铁火灾急救

❶ 拨动报警按钮
车厢内部起火时，可以按动车厢内的紧急报警按钮。在两节车厢连接处，均贴有红底黄字的"报警开关"标志，箭头指向位置即紧急报警按钮所在位置，将紧急报警按钮向上拨动即可通知地铁列车司机，以便其及时采取相关措施进行处理。

❷ 利用灭火器自救
利用车厢内的灭火器进行扑火自救。灭火器每节车厢都有，贴有灭火器标志。

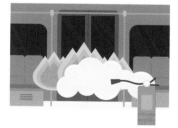

列车起火时，用灭火器自救。

❸ 有序安全逃生
如果车厢内火势蔓延，应该保护自己。这个时候有序安全逃生最为重要。

❹ 留意列车广播
如果着火列车在隧道内无法运行，需要在隧道内疏散乘客时，乘客要密切留意列车上的广播，在司机的指引下，沉着冷静、快速有序地通过车头或车尾疏散门进入隧道撤离。

❌ 禁止这样做
- 贪念财物。这样会浪费宝贵的逃生时间。
- 逃生时盲目地拥挤、乱冲乱撞。这样容易发生踩踏事故。
- 直接跳到隧道里。隧道是危险区域，不可盲目跳入。

✅ 应该这样做
- 乘客进入地铁后，先要对其内部设施和结构布局进行观察，熟记疏散通道、安全出口的位置，要时刻拥有逃生的安全意识。
- 如果不小心掉下地铁站台，切不可就地趴在两条铁轨之间的凹槽里，因为列车和道床之间没有足够的空间使人容身。有效的方法是立即紧贴非接触轨侧墙壁，注意使身体尽量紧贴墙壁以免列车刮到身体或衣物。

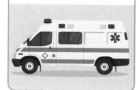

飞机降落的过程

飞机抵达下降点

减速
并打开跑道大灯

对准跑道继续降速

逐步打开襟翼，
放下起落架

在飞机接触地面后
打开反推，
调整刹车开始滑行

 注意

● 根据统计，大部分空难都发生在飞机起飞、降落、爬升及在跑道上滑行时。因此必须乘坐飞机时，减少转机能够降低个人遭遇飞机失事的概率。

飞机迫降

　　飞机常见的紧急情况，包括密封增压舱失压、失火、机械故障等，而飞机起飞后的 6 分钟和着陆前的 7 分钟是比较容易发生事故的时间段。飞机意外事故来得比较突然，并且情况危险，掌握正确的自救和急救方法，能在关键时刻挽救自己和他人的生命。

飞机迫降急救

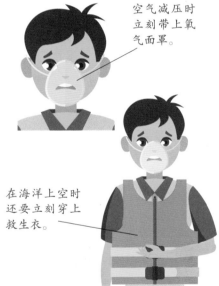

空气减压时立刻带上氧气面罩。

在海洋上空时还要立刻穿上救生衣。

❶ 听从指挥
　　紧急情况发生时，乘客应时刻听从乘务员指挥，不要慌乱。

❷ 戴上氧气面罩
　　遇空中减压，应立即戴上氧气面罩。在海洋上空时，要立即穿上救生衣。将眼镜、高跟鞋、衣裤里的尖锐物品都丢进垃圾袋。

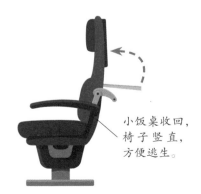

小饭桌收回，椅子竖直，方便逃生。

❸ 将椅背和小饭桌复位
　　将小饭桌收回，保证自己一排的逃生通道通畅；同时将椅背竖直，保证后方乘客的逃生通道通畅。这样，在发生紧急状况时，可以使自己和他人顺利通过通道逃生。

乘坐飞机时注意这些

✅ 在选择飞机时，最好选择安全记录好的大航空公司的大型飞机。因为在管理严格的航空公司，飞机机体越大，国际安全检测标准越严格。在发生空难时，与小型飞机相比，大型飞机上乘客的生存率要高一些，并且大型飞机的机长一般都有比较丰富的飞行经验。

❹ 保持防撞击的姿势
　　飞机迫降到地面前，保持正确的防撞击姿势。先将座位调到直式状态，一只手的掌心按在前面的椅背上，另一只手按在第一只手的手背上，头部夹在两臂之间。或者将胸部贴到大腿上，将头部埋在两腿之间，手腕交叉放在小腿前方，双脚用力踩在地板上。

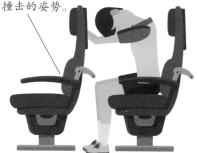

迫降前先将座椅调到直式状态，再调整防撞击的姿势。

❺ 采用前倾后屈的姿势
　　飞机迫降时乘客采用前倾后屈的姿势，即将头低下，两腿分开，两手用力抓住双脚，以保证自己的安全。

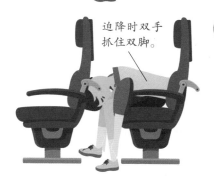

迫降时双手抓住双脚。

❻ 对抗冲击
　　在飞机接触地面前的一瞬间，全身用力屏住呼吸，使全身肌肉处于紧张对抗外力的状态，防止猛烈的冲击。

❼ 有序逃生
　　飞机迫降后，充气逃生梯放下后会自动膨胀。这时要听从工作人员指挥，迅速有序地由紧急出口滑落至地面。

❌ 禁止这样做

• 救生衣在机舱内充气。套上充气后的救生衣可能导致难以通过逃生门。机舱进水时，充了气的救生衣会让人漂在水面上，导致无法潜到出口。

• 没停稳时解除安全带。这样做容易导致摔伤。

• 逃生时拿行李。飞机迫降的黄金逃生时间只有90秒。而且如果在颠簸的机舱内打开行李架，掉落的行李可能砸到其他乘客，会增加受伤风险。

✅ 应该这样做

• 如果氧气面罩落下，说明机舱内已失压缺氧。人在缺氧的情况下很快会失去知觉，所以氧气面罩落下时，先戴好自己的，有孩子的家长再帮孩子戴上。

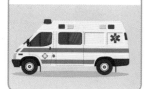

自然灾害急救

　　常见的自然灾害包括：地震、水灾、台风、雷击、龙卷风、泥石流、海啸、雪崩等。自然灾害不可避免，所以在自然灾害来临前，作为普通人，能做的就是事先做好各项应急准备工作；在损失发生之前，迅速且有效地控制局面并妥善处理，把损失降到最低。

地震

　　地震是一种不可控的，破坏性强的自然灾害。对于地震这种突如其来的灾害，假如人们能够掌握一些防震措施和急救知识，就能尽量减少伤害。

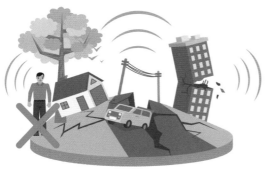

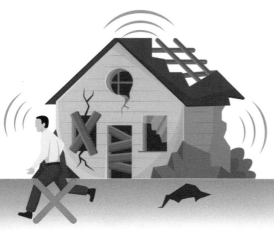

户外避震

1 **选择开阔、安全的地方**
远离头顶有电线或有任何可掉落物（招牌、墙板、玻璃）的场所，避开高大建筑物、地下空间或者坑道、胡同、高压线、桥梁、山坡、陡崖、河岸地带。

2 **不要躲在树下**
因为树木可能会连根而起，反而可能砸伤人。

3 **不要返回建筑物内**
如果已经到达户外，就不要再返回建筑物内。首次地震使任何建筑都不牢固，若再发生余震，建筑物很有可能会坍塌。

4 **想办法爬到山顶等安全地带**
如果地震时人在山中，不要待在斜坡处。因为斜坡上的土石容易滑落且滑落速度很快，如果被数吨重的土块或岩石压倒，很难有幸存的机会。

5 **避免摔倒**
不要在地震发生时奔跑，避免摔倒。如果来不及转移，最好就地平躺。

6 **震动停止后离开海滩**
地震发生时如果在海滩，当震动停止后要尽快离开海滩，向高处或者开阔地带转移，避免受到海啸冲击。

住宅内避震

①保持镇静
发生地震时，如果刚好在家中，不要惊慌失措，最好安静地待在原地。

②关闭电源、远离易碎物体
如果有时间要立即将燃气阀门和电源等全部关闭，并远离镜子、玻璃和大窗户。

③靠墙角躲避
靠墙角或到结实的桌子底下躲避，防止被头顶坠物砸伤。

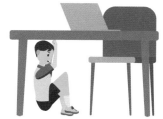

④躲进三角空间
室内房屋倒塌以后，大块倒塌体与支撑物形成的三角空间，被称为"避震空间"或"安全岛"。例如，内墙墙角、厨房、卫生间、储藏室、有良好支撑的开间小的地方。

教室内避震

①听从安排
如果是上课时发生了地震，不要惊慌失措，更不能在教室内乱跑或争抢外出。要听从老师或领导的安排，有秩序地离开教室。

②用书包护住头部
一楼靠近门的同学可以迅速地跑到门外，中间及后排的同学则要尽快躲到书桌下，用书包护住头部。

③紧靠墙根
靠墙的同学要紧靠墙根，双手护住头部。

车内避震

①在安全地带停好车
驾驶员应该立即快速、安全地停好车，待在车中。

②远离有坠物的地区
远离损坏的电线杆、高压线、燃气管道、坍塌的桥梁和出现裂缝的建筑。因为这些地方都有可能在震后发生严重的事故。

③下车前先观察周围是否安全
震动停止后观察附近是否存在障碍物或者其他可能出现的危险，再离开车辆寻找合适的避难场所。

商场内避震

①就近避险
就地选择柜台、柱子、墙角附近蹲下。尽可能避开有玻璃窗门、玻璃橱柜、吊灯的地方，同时注意保护好头部。

②有序撤离
震感过去后，听从指挥有秩序地离开。

被压在废墟下怎么办

　　地震发生的一瞬间，很有可能还没来得及转移，就因房屋倒塌而被掩埋在废墟之下。在外界的救援赶到之前，我们应冷静处理，积极自救。

❶ 保持冷静，保留体力
切忌慌乱、大喊大叫，这样不仅不利于精神镇定，还可能由于惊恐、喊叫加快新陈代谢而消耗体力，或吸入大量烟尘，增加不必要的伤亡。

❷ 尽量避免吸入有毒气体
小心挪开压迫头部、胸部的杂物。如果闻到煤气或其他疑似有毒气体的味道，应想办法用湿衣服等捂住口、鼻。

❸ 扩大和稳定生存空间
一次地震之后可能还有多次余震发生，因此要避开身体上方不结实的倒塌物和其他容易掉落的物体，努力扩大和稳定生存空间。可以尝试用砖块、木棍等支撑断壁，以防余震发生时躲避空间进一步坍塌。尽量向通风、有光线的三角区域移动。

❹ 设法脱离险境
如果找不到脱险通道，就要尽量保存体力，可以使用木棍、石块等敲击出声求救，但不可盲目疾呼。

❺ 检查身体受伤情况
如果发现身体有受伤，要尽量想办法包扎止血。

❻ 维持生命
如果很长时间内救援人员都未赶到，就应考虑如何维持自己的生命。水和食品一定要节约，并检查身体的受伤情况，必要时自己的尿液也能起到解渴作用，同时也不要放弃求救。

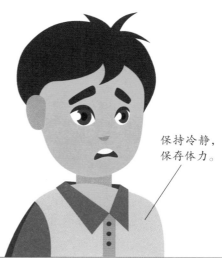

保持冷静，
保存体力。

水灾

　　夏季雨水较多，一些地方会有洪涝的危险。严重的水灾通常发生在江、河、湖、溪的沿岸及低洼地。面对来势汹汹的洪水，学会自救逃生非常重要。

洪水暴发时怎么办

1 冷静选择撤离位置
根据电视、广播等提供的洪水信息和自己所处的位置、房舍结构条件，冷静选择撤离位置，避免出现"人未走，水先到"的情况。

2 明确撤离路线
认清路标，明确撤离的路线和目的地，避免因为惊慌而走错路。

3 备足食物和水
备足食物，准备足够的饮用水和日用品。在离开房屋之前，要吃些食物，喝些热水，以增强体力。

4 往高处转移
洪水到来时，来不及转移的人员，要就近向山坡、高地、楼房、避洪台等地迅速转移，或者立即爬上屋顶、楼房高层、大树、高墙等位置较高的地方避险。

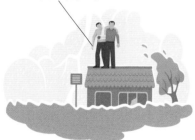

迅速转移到高处。

5 利用救生器材逃生
如洪水继续上涨，暂避的地方已无法自保，则要充分利用准备好的救生器材逃生，或者迅速找到一些门板、桌椅、木窗、大块的泡沫塑料等能漂浮的材料并将其扎成筏逃生。

6 抓住漂浮物
如已被卷入洪水中，一定要尽可能抓住固定的或能漂浮的东西，寻找逃生机会。

⚠ 洪水过后的注意事项

- 不喝生水，只喝开水或符合卫生标准的瓶装水、桶装水以及经过处理的水。
- 不吃腐败变质的食物，不吃淹死、病死的畜禽。
- 避免手脚长时间浸泡在水中，尽量保持皮肤清洁干爽，预防皮肤溃烂和皮肤病。有足部皮肤病的应少下水。
- 如出现发热、呕吐、腹泻、皮疹等症状，要尽快就医，防止传染病暴发流行。
- 千万不要游泳逃生，更不可攀爬带电的电线杆、铁塔，也不要爬到泥坯房的房顶。

台风

台风是一种破坏力很强的灾害性天气，其所引发的风暴潮会导致潮水漫溢、海堤溃决、城镇和农田被淹没，造成房屋和各类建筑设施被毁、大量人员伤亡和财产损失，还会造成海岸侵蚀、海水倒灌导致土地盐渍化等灾害。

台风来临时该怎么办

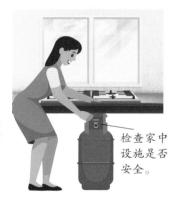

不要随意外出。

1 不要随意外出
不要随意外出，关好门窗，取下家中悬挂、易倒的东西。检查电路、炉火、燃气等设施是否安全。

2 及时转移
住在低洼地区和危房中的人员要及时转移到安全住所。

3 拨打求救电话
遇到危险时，请拨打当地政府的防灾电话求救。

4 将汽车开到安全的地方
如果在驾车过程中遇到台风，应将汽车开到停车场或更加坚固的房子里。如果遇到积水，熄火之后不要立即启动车辆，以免发动机损坏。

检查家中设施是否安全。

！台风来临前的预防措施

• 在台风来临之前，最好将车辆停在宽阔的地方，不要停放在树和广告牌下。

• 住在楼房中的居民，在台风到来前应检查一下门窗是否牢固，并及时关好窗户，取下悬挂物，收起阳台上的东西，尤其是花盆等重物，加固室外易被吹动的物体。同时准备好充足的食物，检查家中排水沟是否通畅，将房屋周边的杂物清理干净，检查电路、燃气等设施是否安全。

• 沿海乡镇的居民，在台风来临前要加固危旧住房，千万不要在这些地方躲避风雨。

• 台风来临前应准备好手电筒、收音机、食物、饮用水及常用药品等，以备急需。如果家中有病患，还要准备好必需的药品。

✓可以这样做

• 自己受伤后，如果还可以行动，先转移到安全的地方。如果不能行动，立刻呼救。

• 在救助他人时，不要贸然施救，需要注意周围的情况，保证自身安全。

• 对于受伤者，如果有摸不到心跳、脉搏，观察不到胸部起伏等情况，需要在急救的同时尽快送往医院。

雷击

　　雷击是指雷电发生时，由于强大电流的通过而杀伤或破坏人畜、树木等的现象。夏季常见雷阵雨，雷击的可能性也更大些，一旦被击中，危害也不容小觑。

遭遇雷击时该怎么办

①　转移伤者，进行人工呼吸
遭雷击后，将伤者转移到安全地带。如果呼吸停止或呼吸微弱，要立即做人工呼吸，直至其恢复自主呼吸。

②　实施胸外按压
如果心脏停搏，要立即做胸外按压。

③　实施心肺复苏术
如果呼吸、心跳均停止，要实施心肺复苏术，直至心脏功能恢复，方可停止。

④　进行全身检查
待伤者恢复呼吸和心跳后，应进行全身检查。如果体表有创伤，要进行止血和包扎，之后尽快送医。

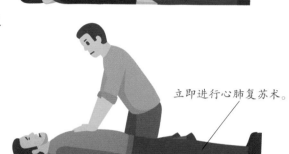

进行人工呼吸。

立即进行心肺复苏术。

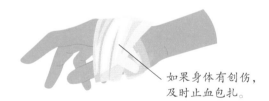

如果身体有创伤，及时止血包扎。

⚠ 如何预防雷击
- 在雷雨天将电视机的室外天线与电视机脱离，而与接地线连接。
- 关好门窗，防止球状闪电窜入室内造成危害。
- 尽量离开电源线、电话线、广播线，以防止这些线路和设备对人体的二次放电。
- 不要穿潮湿的衣服，不要靠近潮湿的墙壁。

✔ 可以这样做
- 雷雨天气要远离建筑物的避雷针及其接地引下线。
- 雷雨天气要远离各种天线、电线杆、高塔、烟囱、旗杆。
- 如有条件进入有防雷设施的建筑物或金属壳组成的汽车和船只，要远离帆布篷车和拖拉机。

龙卷风

　　龙卷风是一种强烈的、小范围的空气涡旋，是在极不稳定天气下由空气强烈对流运动产生的，由雷暴云底伸展至地面的漏斗状云产生的强烈的旋风。如果龙卷风经过居民点，天空中便会飞起砖瓦、断木等碎物，对人和环境都会造成很大的危害。

龙卷风的前兆

　　龙卷风的预测比较困难，仅凭一些日常中的现象很难完全判断是否会发生龙卷风，应以气象部门的监测为准。目前主要依靠雷达和卫星对龙卷风进行观察和预测。

✔ 可以这样做

- 在电线杆或房屋已倒塌的紧急情况下，要尽可能切断电源，以防触电或引起火灾。
- 躲避龙卷风最安全的地方是混凝土建筑物的地下室或半地下室，简易住房很不安全。
- 当乘车或开车时遭遇龙卷风，应立即停车并下车到低洼处躲避，防止随汽车被卷走。

遭遇龙卷风时该怎么办

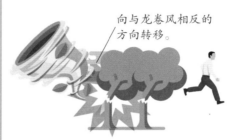

向与龙卷风相反的方向转移。

1 向低洼区转移
　　在野外遇上龙卷风，应向与龙卷风路径相反或垂直的低洼区转移、躲避，用手遮住头部。

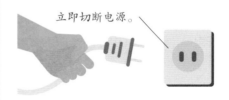

立即切断电源。

2 切断电源
　　在电线杆倒下、房屋倒塌的紧急情况下，应及时切断电源。

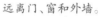
远离门、窗和外墙。

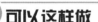

3 远离门、窗、外墙
　　遇到龙卷风时，如果在家，务必远离门、窗和房屋的外围墙壁。

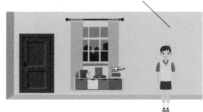

4 远离大树、电线杆等
　　一定要远离大树、电线杆、简易房等，以免被砸、被压或触电。

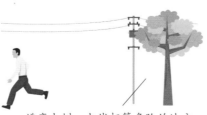
逃离大树、电线杆等危险的地方。

泥石流

泥石流是指在山区或者其他地形险峻的地区，因为暴雨、暴雪或其他自然灾害引发的山体滑坡，并携带有大量泥沙以及石块的特殊洪流。泥石流常常会冲毁公路、铁路等交通设施，甚至村镇，给周边环境造成巨大损失。

泥石流的前兆

山区连续强降水

大量降雨导致的严重土质渗透，使土壤饱和度达到临界点，最后可能会导致山体松动，从而引发泥石流。

河水的轰鸣声

河水有轰鸣声以及出现主河水位上涨、正常水流突然中断等与之相关的非正常现象。

地震

连续性强降水期间，如果附近发生轻微的地震，很有可能引发泥石流。

有树木的断裂声

当山体滑坡或冲沟侵蚀发生时，山上的树木会发出沙沙声。

✅ **可以这样做**

• 如果碰到因遭受泥石流、塌方、滑坡而受伤的人，要先将其受伤的部位固定下来，然后想办法包扎，避免流血过多。

遭遇泥石流时该怎么办

向与泥石流呈垂直方向的两边山坡上爬。

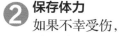

1 找对逃生方向是关键

发现泥石流后，要马上向与泥石流呈垂直方向的两边山坡上爬，越高、越快越好。

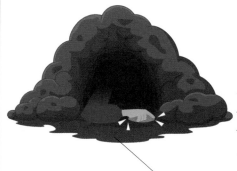

保存体力，向外界发出信号。

2 保存体力

如果不幸受伤，且一时没有脱离险境的可能，就不要乱动，尽量保存体力。可以用石块敲击能发出声响的物体，向外发出呼救信号，等待救援人员到来。

海啸

海啸是一种灾难性的海浪，海啸发生时形成的海浪可高达几十米，能够轻易地摧毁人类的家园，夺走无数生命。海啸按其成因可分为由火山爆发引起的火山海啸，由海底滑坡引起的滑坡海啸，由海底地震引起的地震海啸。

海啸的前兆

地震会先到

海啸有时会在地震发生几小时后到达离震源上千米远的地方。如果感觉到较强的震动，就不要靠近海边，远离江河的入海口。

潮汐突然反常涨落

如果发现潮汐突然反常涨落，海平面显著下降或者有巨浪袭来，并且有大量水泡冒出，都应以最快的速度撤离岸边。

可以这样做

• 海啸不同于地震，可能持续几分钟，也可能持续几个小时，所以一定要解除警报后再回家。

遭遇海啸时该怎么办

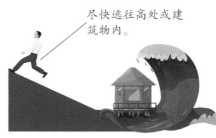

尽快逃往高处或建筑物内。

① 尽快往高处跑
若发现海啸发生的前兆，一定要尽快离开，尽量往高处跑。无法逃往高处时可以逃入建筑物内避险。

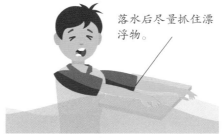

落水后尽量抓住漂浮物。

② 抓住漂浮物
如果在发生海啸时不幸落水，要尽量抓住木板等漂浮物，同时注意避免与其他硬物碰撞。

③ 保存溺水者体温
有条件时，将溺水者救上岸后，最好将其放入温水中恢复体温；没有条件时，也应尽量裹上被子、毛毯、大衣等织物保温。适当喝一些糖水以补充体内的水分和能量。

④ 实施心肺复苏术
如溺水者心脏停搏、呼吸停止，应立即交替进行人工呼吸和胸外按压。

雪崩

雪崩指的是大量冰雪从山坡崩塌并高速向下滑动的现象。暴风等天气原因是引发雪崩的主要原因。在它们的影响下，山坡上的积雪变得很不稳定。

遭遇雪崩时该怎么办

1 留意雪崩征兆
如果察觉雪崩的征兆，要马上远离雪崩的路线。可以往旁边、高处跑，或者飞快到达对面山的山顶避开。

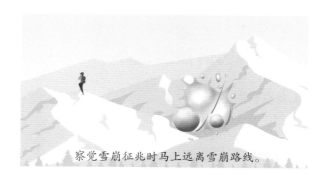
察觉雪崩征兆时马上远离雪崩路线。

2 抓紧稳固的东西
抓紧山坡旁任何稳固的东西，等待冰雪泻完。

3 避免冰雪造成的窒息
被雪崩冲下山坡时，尽力以爬行姿势趴在雪堆表面，丢掉包裹、雪橇、手杖或者其他累赘，覆盖住口、鼻部分以避免把雪吞下。无法逃脱时，要闭口屏息，避免冰雪进入咽部和肺部，导致窒息。

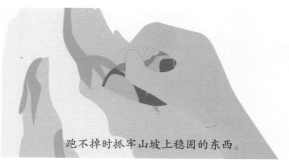
跑不掉时抓牢山坡上稳固的东西。

4 保存体力
节省力气，听到有人来时大声呼救。

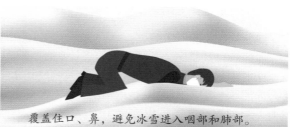
覆盖住口、鼻，避免冰雪进入咽部和肺部。

 可以这样做
· 被积雪冲下时，用双手挡住石头和冰块，设法在雪冻结前爬上雪堆表面。
· 被雪掩埋时，要保持冷静，在能活动的情况下让口水流出从而判断上下方，然后奋力向上挖掘。

暴风雪

暴风雪又叫"雪暴"，是一种恶劣的自然天气现象。在秋冬，当云层的温度变得很低时，云层中的小水滴便会结冻，当变成足够大的雪时，它们就会往下降落。当风速达到 56 千米 / 小时、温度降到 –5℃以下并且伴有大量的降雪时，便是暴风雪了。

遭遇暴风雪时该怎么办

1 待在车中
如果有车，待在车中最安全，贸然离开车辆寻求帮助十分危险。开动发动机提供热量，注意开窗透气，燃料耗尽后，尽可能裹紧所有能够防寒的东西，并在车内不停活动。

2 寻找遮挡物暂避
突然遇到暴雪的袭击，一定要保持镇静，迅速寻找遮挡物，比如躲进室内、公交站牌下、屋檐下等，粗壮的大树下也可暂时躲避。

3 关注天气预报
要关注天气预报，如果正在下暴雨或冰雹，尽量不要外出，以免发生意外。

4 向公共救灾部门求救
最好的自救是向公共救灾部门求救。如果此时手机信号不好，难以打通，即使需要向不同的方向走出一定距离，哪怕走上数公里、十多公里，也不要放弃拨打报警和求援电话。

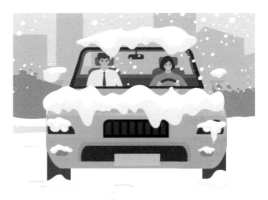

开动发动机时记得开窗透气。

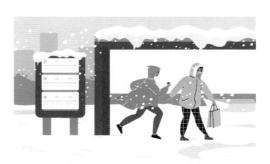

没信号时，寻找信号拨打救援电话。

✔ 可以这样做

- 躲避时，要远离照明线路、高压电线和变压器，以防触电。
- 感到冷时，不要喝酒取暖。因为酒精会使血管扩张，使体温散失得更快，并且喝酒之后容易打瞌睡，头脑不清醒。